食疗粥膳

祛百病

中华名医养生宝典

SHILIAOZHOUSHAN QUBAIBING

深入探索中医养生的奥秘
轻松掌握祛病延年的智慧

高景华/编著

陕西出版传媒集团
陕西科学技术出版社

图书在版编目（CIP）数据

食疗粥膳祛百病/高景华编著．—西安：陕西科学技术出版社，2012.7

ISBN 978－7－5369－5435－9

Ⅰ．①食…　Ⅱ．①高…　Ⅲ．①食物疗法—基本知识　Ⅳ．① R247.1

中国版本图书馆 CIP 数据核字（2012）第 112655 号

食疗粥膳祛百病

出 版 者	陕西出版传媒集团　陕西科学技术出版社
	西安北大街 131 号　邮编　710003
	电话（029）87211894　传真（029）87218236
	http：//www.snstp.com
发 行 者	陕西出版传媒集团　陕西科学技术出版社
	电话（029）87212206　87260001
印　　刷	北京建泰印刷有限公司
规　　格	710×1000 毫米　　16 开本
印　　张	21.75
字　　数	300 千字
版　　次	2013 年 5 月第 1 版
	2013 年 5 月第 1 次印刷
书　　号	ISBN 978－7－5369－5435－9
定　　价	26.80 元

版权所有　翻印必究

（如有印装质量问题，请与我社发行部联系调换）

前言
FOREWORD

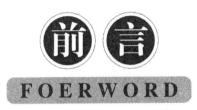

粥在我国已经经历了几千年的发展历史。

粥在古代被称为"糜",粥在四千年前主要作为食用,关于粥的文字,最早见于《周书》:黄帝始烹谷为粥。两千多年前始做药用,《史记·扁鹊仓公列传》载有西汉名医淳于意(仓公)用"火齐粥"治齐王病;汉代医圣张仲景在《伤寒论》写到:桂枝汤,服已须臾,啜热稀粥一升余,以助药力。到了唐朝,粥的功能更是将"食用"与"药用"完美融合,进入到养生层次。

随着社会的发展,人们的物质生活逐渐好转,饮食生活不断丰富,粥的做法也不断发展,种类不断增加,风味、口感都有了创新性的改变。不仅作为一种食物,更多的是添加了许多蔬菜、水果、肉类及中药成分,使其具有了养生保健,防病治病的功能,成为人们常说的粥膳。粥膳也因其制作简单,食用方便,易被吸收,无副作用的特点被人们作为养生健体防病治病的首选。

运用粥膳进行食疗的同时,要分清自己是何体质,注意各种食物及中药材之间的搭配,此外,还要注意季节与气候的不同。由此可见,粥膳食疗是一门很大的学问。

《食疗粥膳祛百病》就是一本普及粥膳养生的读物,首先将制作粥膳的知识一一讲解,让人们了解制作粥膳的原料及注意事项。再根据不同季节、不同人群、不同体质及各种常见疾病分类介绍各种粥膳。本书条理清晰,内容丰富,实用性强,是居家养生的必备书籍。相信热爱生活的你一定不会错过!

编　者

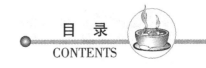

第一章 粥膳知识必备
Chapter 1

第一节	粥膳的历史与功效					/001
第二节	粥膳的主角——五谷杂粮					/002
大米	/002	薏米	/003	红豆	/004
糯米	/002	高粱	/003	黄豆	/004
小米	/002	燕麦	/003	黑豆	/004
黑米	/003	玉米	/004	绿豆	/005
第三节	粥膳中常用到的中药材					/005
人参	/005	熟地黄	/006	神曲	/008
党参	/005	阿胶	/007	山楂	/008
黄芪	/005	何首乌	/007	酸枣仁	/008
白术	/006	枸杞子	/007	陈皮	/008
山药	/006	百合	/007	荷叶	/008
甘草	/006	山茱萸	/007	益母草	/008
当归	/006				
第四节	煲粥学问大					/009
好粥搭配好器具	/009	煮粥的正确顺序	/010
煮粥用水有讲究	/009	煮好粥的几个小窍门	/011
掌握火候最关键	/009		

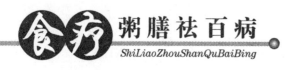

第五节　粥膳养生的注意事项　　　　　　/012

注意喝粥的正确时间	/012	胡椒粉可去腥味	/013
五谷杂粮粥不宜过量食用	/013	胃肠病患者忌食稀粥	/013
不宜食用太烫的粥	/013	孕妇不宜食用薏米粥	/014
不宜食生鱼粥	/013		

第二章　Chapter 2　粥膳与季节调理

第一节　春季养生粥膳　　　　　　　　　/015

猪肝绿豆粥	/016	桂皮鸡肝粥	/018	玫瑰花糯米粥	/020
苋菜香米粥	/016	豌豆牛奶粥	/018	决明子粥	/020
香菇鲜笋粥	/017	香菇鸡粥	/019	紫苏粥	/020
红枣薏米粥	/017	豆腐肉汤粥	/019	芥菜粳米粥	/021
韭菜粥	/017	百合花粥	/019	淡菜鸡蛋粥	/021
山药红枣小米粥	/018				

第二节　夏季养生粥膳　　　　　　　　　/021

海带紫菜粥	/022	荷叶冬瓜粥	/024	香芒枸杞粥	/026
绿茶红薯粥	/023	绿豆百合解暑粥	/025	荷叶扁豆薏米粥	/027
绿豆粥	/023	杏仁川贝百合粥	/025	板栗桂圆粥	/027
苦瓜丝粥	/023	香蕉糯米粥	/026	丝瓜虾米粥	/027
红枣桂圆粥	/024	百合雪梨粥	/026	山药蜂蜜粥	/028
咸鱼黄豆粥	/024				

目录 CONTENTS

第三节 秋季养生粥膳 /028

芝麻板栗粥 /029	山药杂粮粥 /031	甘蔗枸杞粥 /033
山楂红枣莲子粥 /030	腐皮白果粥 /032	糯枣羊肉温胃粥 /034
丝瓜豆粥 /030	豆腐虾仁芹菜粥 /032	什锦珍果粥 /034
桑葚粥 /030	鸡蛋糯米粥 /033	木耳粥 /034
黄豆桂圆粥 /031	鲫鱼香菇粥 /033	百合莲子雪梨粥 /035
杞莲宁神粥 /031		

第四节 冬季养生粥膳 /035

牛肉山药粥 /036	花生肉末粥 /038	龙眼莲枣粥 /040
桃仁红枣粥 /036	乌鸡肉粥 /039	高良姜粥 /040
萝卜山楂粥 /037	红枣阿胶粥 /039	菠菜蛋粥 /041
糙米芝麻粥 /037	牛肉胡萝卜鸡蛋粥 /039	腊八粥 /041
虾米粳米粥 /038	香蕉葡萄糯米粥 /040	皮蛋瘦肉粥 /041
胡桃姜汁红枣粥 /038		

第三章 不同人群的养生粥膳
Chapter 3

第一节 儿童 /043

果蔬牛奶粥 /044	土豆蛋黄粥 /046	香菇豌豆粥 /047
奶香蛋黄粥 /044	松仁红枣糯米粥 /046	丝瓜虾仁粥 /047
肉末豆腐粥 /045	胡萝卜玉米碴粥 /046	金针菇糯米粥 /048
鸡腿粥 /045	核桃花生粥 /047	
菠菜枸杞粥 /045		

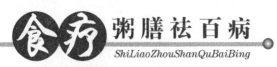

第二节　成年女性　　　　　　　　　　　　　　/048

薏米南瓜粥	/049	黄瓜雪梨糯米粥	/050	核桃小米粥	/052
银耳燕麦粥	/049	胭脂菜粥	/051	补血益颜粥	/052
香椿芽粥	/049	首乌红枣粥	/051	蜜枣桂圆粥	/052
羊骨红枣粥	/050	小麦糯米粥	/051	木瓜粥	/053

第三节　成年男性　　　　　　　　　　　　　　/053

鹌鹑粥	/054	黑豆泥鳅粥	/055	海苔菠菜粥	/057
板栗猪腰粥	/054	苁蓉羊肉粥	/056	芡实茯苓粥	/057
韭菜虾仁粥	/055	鸡丝枸杞养心粥	/056	菟丝子粥	/058
莲子芡实粥	/055	山楂莲子红枣粥	/056	核桃仁粥	/058

第四节　产妇　　　　　　　　　　　　　　　　/058

鲤鱼糯米粥	/059	鲢鱼小米粥	/060	猪蹄黄豆粥	/062
蜂蜜老藕粥	/059	红豆粥	/061	玉米菠菜粥	/062
奶香燕麦粥	/060	紫米红枣粥	/061	芋头香粥	/063
糯米板栗粥	/060	猪骨鱼片粥	/061	当归柏仁粥	/063

第五节　老年人　　　　　　　　　　　　　　　/064

桂圆鸡丁紫米粥	/064	青小豆粥	/066	姜汤冬瓜粥	/067
胡萝卜牛肉黄米粥	/065	卷心菜粥	/066	菠菜牛肉粥	/068
南瓜燕麦粥	/065	香菇荞麦粥	/066	莲芡糯米粥	/068
白果薏米粥	/065	首乌猪肝粥	/067	芝麻蜂蜜粥	/068

第六节　上班族　　　　　　　　　　　　　　　/069

花生牛奶粥	/069	红枣山药粥	/071	鸡肝粥	/072
安眠补脑粥	/070	鹌鹑米粥	/071	花生玉米粥	/073
排骨糙米粥	/070	强身羊肉粥	/072	香菇鸡翅粥	/073
健脑核桃粥	/071	大蒜枸杞红枣粥	/072	西红柿香菇粥	/074

目录 CONTENTS

第四章 各种常见病的粥膳调理
Chapter 4

第一节 呼吸系统常见疾病 /075

感 冒 /075
- 葱白大米粥 /075
- 香甜芒果粥 /076
- 白萝卜茶叶粥 /076
- 防风散寒粥 /076
- 薄荷粥 /077
- 薏米扁豆粥 /077
- 大米橄榄蜂蜜粥 /077
- 山药桂圆粥 /078
- 牛蒡根粥 /078
- 香菜粥 /078

咳 嗽 /078
- 罗汉果粥 /079
- 竹沥杏仁粥 /079
- 笋肉咸菜粥 /079
- 西红柿丝瓜粥 /080
- 川贝雪梨粥 /080
- 丝瓜藤大米粥 /081
- 冰糖燕窝粥 /081
- 绿豆梨粥 /081
- 板栗粥 /082
- 鲜葱生梨粥 /082

急性气管炎、支气管炎 /082
- 玉竹粥 /082
- 百合栗子粥 /083
- 防风杏仁粥 /083
- 梨皮沙参粥 /083
- 紫苏粥 /084
- 枇杷叶粥 /084
- 绿豆荸荠粥 /084
- 薏米山药冬瓜粥 /085
- 薏米粥 /085
- 猪肺粥 /085

慢性支气管炎 /086
- 茯苓薏米粥 /086
- 人参胡桃粥 /086
- 党参杏仁粥 /086
- 四仁鸡蛋粥 /087
- 生姜粥 /087
- 冰糖杏仁糊 /087
- 南瓜红枣粥 /088
- 牛肺粥 /088
- 菠萝粥 /088

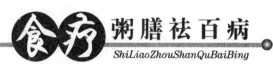

肺结核	/089	参枸蛤蚧粥	/094
大蒜百部粥	/089	贝母粥	/094
莲子糯米粥	/089	麦冬贝母粥	/094
桃仁白参粥	/090	麻黄附子粥	/095
地黄白糖大米粥	/090	杜仲川贝鱼粥	/095
银耳参粥	/090	川贝粳米粥	/095
黄精粥	/091	**肺　炎**	**/096**
枸杞粳米粥	/091	冬苋菜粥	/096
地黄枣仁粥	/091	鱼腥草银花瘦肉粥	/096
银耳红枣粥	/091	桃仁粳米粥	/097
海参粳米粥	/092	银陈绿豆粥	/097
麦冬竹叶粥	/092	石膏薏米粥	/097
肺气肿	**/092**	酥油杏仁粥	/098
萝卜子粳米粥	/093	竹沥粥	/098
百合杏仁红豆粥	/093	鲜芦根竹茹粥	/098
南瓜牛肉粥	/093	杏仁粥	/099
羊胎小米粥	/094		

第二节　心血管系统常见疾病　　/099

高血压	/099	参薏莲子粥	/103
海带瘦肉粥	/099	龙眼莲枣粥	/104
菊苗粥	/100	三黄粥	/104
茯苓黄芪粥	/100	糯米黄芪粥	/104
芝麻花生杏仁粥	/100	杞莲参草粥	/105
芹菜粥	/101	人参粟米粥	/105
茼蒿玉米粥	/101	火腿粥	/105
决明子菊花粥	/101	鹿肉粳米粥	/106
沙参银耳粥	/102	肉苁蓉羊肉粥	/106
绿豆莲子芯粥	/102	**高脂血症**	**/106**
山楂银耳粥	/102	冬瓜薏米粥	/107
低血压	**/103**	三七红枣粥	/107
干姜粥	/103	山楂粥	/107

茯苓粥	/108	昆布玉米粥	/115
双菌姜丝粥	/108	猕猴桃西米粥	/115
青蒜土豆粥	/108	魔芋大蒜粥	/115
何首乌粥	/109	薤白山楂粥	/116
荷叶粥	/109	牛肉蔬菜粥	/116
萝卜香米粥	/109	参芪莲花粥	/116
黑芝麻桑葚粥	/109	菠菜海米粥	/117

冠心病 /110
鲍鱼粥	/110	豆浆粥	/117
海带粳米粥	/110	大蒜粥	/117

贫 血 /118
柠檬粥	/111	牛奶红枣豌豆粥	/118
红薯棒碴粥	/111	龙眼莲子粥	/118
首乌百合粥	/111	芪枣羊骨粥	/118
三仁粥	/112	鸡蛋猪腰粥	/119
陈苓山楂粥	/112	桑葚粳米粥	/119
什锦麦仁粥	/112	红枣桑皮粥	/119
菊花肉丝粥	/113	猪肝菠菜粥	/120
什锦蔬菜粥	/113	猪血鲫鱼粥	/120
麦冬粥	/113	鸡血菠菜粥	/120

动脉粥样硬化 /114
绿豆玉米粥	/114	什锦牛肉粥	/121

第三节 消化系统常见疾病 /121

消化不良 /121
蜂蜜西红柿粥	/121	木瓜粥	/124
蔬菜面包粥	/122	山楂粥	/125
菜花大米粥	/122	小麦曲粳米粥	/125

便 秘 /125
白萝卜粥	/123	苏麻粥	/125
高粱鱼粥	/123	玉米红豆粥	/126
九谷粥	/123	当归芝麻粥	/126
杨桃西米粥	/124	韭菜玉米粥	/126
山楂双豆粥	/124	芝麻杏仁粥	/127

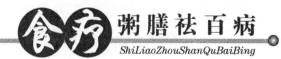

松仁米粥	/127	百合红糖粥	/137
风味薯粥	/127	花生紫米粥	/138
三仁粥	/128	红枣粳米粥	/138
蜂蜜麻仁粳米粥	/128	吴茱黄干姜粥	/138
桂花糖藕粥	/128	奶糖大米粥	/139

腹　泄　　　　　　　/129　　良姜橘皮粥　　　　/139
　　参莲粥　　　　　　/129　　陈皮苏叶粥　　　　/139
　　山豆粥　　　　　　/130　　栗姜枣粥　　　　　/140
　　芡实粥　　　　　　/130　**胃及十二指肠溃疡　/140**
　　扁豆薏苡仁粥　　　/130　　包心菜粥　　　　　/140
　　三豆瓜仁粥　　　　/130　　玫瑰花粥　　　　　/141
　　扁豆板栗粥　　　　/131　　橘皮粥　　　　　　/141
　　酸甜乌梅粥　　　　/131　　红枣糯米粥　　　　/141
　　石榴皮粥　　　　　/131　　红枣白及糯米粥　　/141
　　莲子瘦肉粥　　　　/132　　枳壳白及粥　　　　/142
　　荔枝淮山粥　　　　/132　　香蕉粥　　　　　　/142

食欲不振　　　　　　/132　　党参糯米粥　　　　/142
　　鸡丝枸杞粥　　　　/133　　花生红枣蛋花粥　　/143
　　菠菜虾皮粥　　　　/133　　公英玉竹红枣粥　　/143
　　水果甜粥　　　　　/133　**慢性胃炎　　　　　/143**
　　银鱼枸杞粥　　　　/134　　山药羊肉粥　　　　/144
　　党参黑米粥　　　　/134　　土豆蛋黄牛奶粥　　/144
　　排骨山药粥　　　　/134　　山楂玉米粥　　　　/144
　　鸭汤米粥　　　　　/135　　茴香橘皮粥　　　　/145
　　猪血黄鱼粥　　　　/135　　麦冬粥　　　　　　/145
　　山楂丹参粥　　　　/136　　茉莉花粥　　　　　/145
　　百合绿豆粥　　　　/136　　白术橘皮粥　　　　/146

胃　痛　　　　　　　/136　　百合粥　　　　　　/146
　　白及糯枣粥　　　　/137　　海参乌梅粥　　　　/146
　　五谷鸡丁粥　　　　/137　　参芪薏米粥　　　　/147

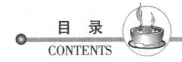

第四节　肝肾系统常见疾病　　　/147

肝　炎　　　/147

- 茵陈香附粳米粥　　/148
- 四季豆红枣粥　　/148
- 冬瓜鸭粥　　/148
- 茯苓红枣粥　　/149
- 虎杖甘草粥　　/149
- 女贞枸杞金钱粥　　/149
- 红枣苡仁粥　　/150
- 猪肝粥　　/150
- 生滚泥鳅粥　　/150
- 沙杞玫瑰粥　　/151

肾　炎　　　/151

- 芡实白果山药粥　　/152
- 多味香粥　　/152
- 三草粥　　/152
- 三皮保肾粥　　/153
- 乌鱼冬瓜粥　　/153
- 黑豆鸡蛋粥　　/153
- 红豆粥　　/154
- 海马鲜虾粥　　/154
- 三豆冬瓜粥　　/154
- 车前草葱白粥　　/155

第五节　神经系统常见疾病　　　/155

神经衰弱　　　/155

- 远志枣仁粥　　/156
- 百合佛手粥　　/156
- 猪血粥　　/156
- 桂圆枸杞粥　　/157
- 金针肉丝粥　　/157
- 牛肉大米粥　　/157
- 糯米麦粥　　/157
- 板栗龙眼粥　　/158
- 蛋黄粥　　/158
- 糯米苡仁红枣粥　　/158

头　痛　　　/159

- 绿茶菊花粥　　/159
- 柴胡菊芎粥　　/159
- 防风粥　　/159
- 人参黄芪粥　　/160
- 玫瑰香附白芷粥　　/160
- 石青菊芷粥　　/160
- 香附止痛粥　　/161
- 女贞子粥　　/161
- 桂皮葱白粥　　/161
- 天麻二术粥　　/162

眩　晕　　　/162

- 鸡肉粥　　/162
- 车前粳米粥　　/163
- 黄芪乌鸡粳米粥　　/163
- 葛根粳米粥　　/163
- 菊花冰糖粥　　/163
- 沙锅鸡粥　　/164
- 鱼头天麻粥　　/164
- 黑芝麻大米粥　　/165
- 小米鸡蛋粥　　/165

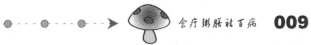

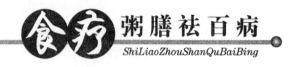

橘红粳米粥	/165	小米葵花子粥	/169
桑葚枸杞粥	/165	老年痴呆症	/169

失 眠 /166

		松仁雪花粥	/170
红枣葱白粥	/166	黑豆红枣粥	/170
玉米燕麦粥	/166	山药芝麻粥	/171
红枣柏子小米粥	/167	莲子粥	/171
茼蒿鸡蛋粥	/167	玉米鲜鱼粥	/171
龙眼莲子红枣粥	/167	党参阿胶粥	/172
瘦肉百合大米粥	/168	羊骨粥	/172
核桃茯苓粥	/168	荷叶小米粥	/172
荞麦桂圆红枣粥	/168	二苓安神粥	/172
鹌鹑蛋枸杞粥	/169	紫菜火腿粥	/173

第六节　内分泌与代谢性系统常见疾病　/173

糖尿病 /173

		蔬菜油条粥	/177
双莲粥	/174	莲子桂圆粥	/178
生地黄粥	/174	红豆山楂粥	/178
葛根粳米粥	/174	茯苓粥	/179
荷叶玉米须粥	/175	什锦乌龙粥	/179
山药南瓜粥	/175	薏米红豆粥	/179
芹菜粥	/175	绿豆海带粥	/180
蚕蛹粥	/176	山楂莱菔粥	/180
葛根绿豆菊花粥	/176	洋葱豆腐粥	/180
葛根粉粥	/176	嫩滑牛肉粥	/181
栀子莲芯粥	/177	北极虾生菜粥	/181

肥胖病 /177

莲子木瓜粥	/181

第七节　外科常见疾病　/182

疖 /182

		地茅粟米粥	/183
蒲公英粥	/182	**痈**	/183
鱼腥草粥	/182	绿豆糯米粥	/184
野鸭粥	/183	茯苓白芷粥	/184

目录 CONTENTS

五味消毒粥	/184	牛膝粥	/194
解毒消痈粥	/184	芹菜红萝卜粥	/194

痔 疮　　/185

红豆荸荠粥	/185	板栗粥	/194
柿饼粥	/185	桃仁粳米粥	/194
秦艽止痛粥	/186	茯苓粥	/195
杏仁粥	/186	红豆二米粥	/195
桑耳粥	/186	薏苡仁粥	/195
苍耳子粥	/186	防风米粥	/195
牛脾粥	/187	白芷粥	/196

风湿、类风湿性关节炎　/196

桑仁糯米粥	/187	松叶粳米粥	/196
香蕉蕹菜粥	/187	防己桑枝粥	/197
桑葚糯米粥	/187	木瓜粥	/197

脱 肛　　/188

		苡仁丝瓜粥	/197
黄芪粥	/188	木瓜薏苡仁粥	/198
郁李仁粳米粥	/188	乌头粥	/198
附片熟地粥	/188	桂花苡米粥	/198
竹笋粳米粥	/189	桂浆粥	/198

骨质疏松症　/189

		黑豆粥	/199
苓牡粥	/189	雷公藤粥	/199

湿 疹　　/199

玉米牛奶粥	/190	白术山楂粥	/199
小枣山药大麦粥	/190	桑葚百合红枣粥	/200
牛奶蜜枣甜粥	/191	茅根苡仁粥	/200
红豆核桃糙米粥	/191	甘蔗煲粥	/200
豆果羊肉木瓜粥	/191	扁豆粥	/200
核桃补肾粥	/192	莲花粥	/201
薤白粥	/192	甘草绿豆粥	/201
冰糖红薯粥	/192	桂花土豆粥	/201
黑芝麻甜奶粥	/193	苡仁绿豆粥	/201

痛 风　　/193

大黄茵陈粥	/193

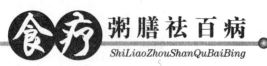

痤 疮	/202	皮肤瘙痒	/205
石膏莲子粥	/202	马齿苋红豆粥	/205
桃仁山楂粥	/202	苍耳草粥	/206
杏仁薏米粥	/203	红豆大米粥	/206
枇杷菊花粥	/203	胡萝卜肉皮粥	/206
薏苡仁海带三仁粥	/203	羊肉山药粥	/207
枸杞消炎粥	/203	葱豉粥	/207
海藻薏苡仁粥	/204	羊肉冬瓜粥	/207
山楂桃仁粥	/204	百合四宝粥	/207
黑豆益母粥	/204	桃仁粥	/208
枸杞黄芪鸽肉粥	/204		

第八节 妇科常见疾病 /208

月经不调	/208	椒附猪肚粥	/214
当归粥	/209	佛手益母鸡蛋粥	/215
艾叶粥	/209	益母红枣粥	/215
芍药粳米粥	/209	羊肉粥	/215
玫瑰双米粥	/209	丹桃止痛粥	/216
益母草汁粥	/210	当归薏米补血粥	/216
桂圆粥	/210	白泽止痛粥	/216
参枣山药粥	/211	元胡止痛粥	/217
红花香附粥	/211	八珍粥	/217
归枸参枣粥	/211	**盆腔炎**	/217
红花糯米粥	/211	黑芝麻茯苓粥	/218
姜艾薏米粥	/212	槐花苡米粥	/218
牛奶红枣粥	/212	生地粳米粥	/219
痛 经	/212	皂角刺红枣粥	/219
茯苓车前子粥	/213	**不孕症**	/219
肉桂粥	/213	地仲孕子粥	/219
血藤山楂粥	/214	紫河车鹿角胶粥	/220
当归红枣粥	/214	逍遥粥	/220

目录 CONTENTS

双核茴香粥	/220	苹果鸡肉粥	/229
羊肉苁蓉助孕粥	/221	牛乳粥	/229
海参粥	/221	枸杞粥	/230

更年期综合征 /221
合欢花粥	/221	鸡汁粥	/230
百合地黄粥	/222	地黄粥	/230

红枣粥 /230

妊娠水肿 /230
香附粥	/222		
陈皮茯苓粥	/222	红豆鲫鱼粥	/231
益智仁粥	/222	八宝利水粥	/231
当归桃仁粥	/223	苡仁粳米粥	/232
柴胡当归粥	/223	双豆粥	/232
红豆苡仁红枣粥	/223	红豆山药粥	/232
虾米粥	/223	川断羊肾粥	/232
更年慰粥	/224	茯苓粉粥	/233
山茱萸粥	/224	胡椒韭菜青鱼肉粥	/233
红豆红米粥	/224	韭菜粥	/233

（孕期）妊娠呕吐 /224
山药核桃粥 /234

习惯性流产 /234
乌梅橘皮粥	/225		
蔗汁姜丝粥	/225	鸡汤粥	/234
藿香小米粥	/225	续断糯米粥	/234
鲜竹菇粥	/226	红枣参芪粥	/235
糯米稀粥	/226	泰山盘石粥	/235
竹菇粥	/226	安胎鲤鱼粥	/235
麦冬生地二米粥	/226	苎麻根糯米粥	/236
砂仁大米粥	/227	菟丝子粥	/236
绿豆糯米粥	/227	龙眼肉粥	/236
鲫鱼白术粥	/227	黑豆菟丝粥	/236

鸡肝肉松粥 /237

妊娠贫血 /228

产后血虚 /237
阿胶炖红枣	/228		
桂圆莲子粥	/229	核桃虾仁粥	/237

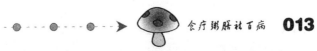

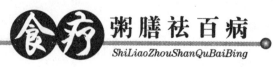

小米粥	/238	产后便秘	/243
糯米鲜藕粥	/238	蜂蜜地黄粥	/243
粟米羊肉粥	/238	黄芪苏麻粥	/243
西红柿肝粥	/238	芝麻苏子粥	/244
小米粥	/239	养血润肠粥	/244
淡菜糯米粥	/239	大麻仁粥	/244
桂圆百合粥	/239	柏子仁粥	/245
产后缺乳	**/240**	紫苏麻仁粥	/245
扁豆小米粥	/240	五谷杂粮粥	/245
虾仁珧柱粥	/241	**产后恶露不净**	**/246**
猪蹄通草粥	/241	参芪白术粥	/246
茴香粥	/241	坤草粥	/246
山甲通乳粥	/242	益母当归粥	/246
枸杞猪肾粥	/242	川芎黄芪粥	/247
红豆红枣红糖粥	/242	小米鸡蛋红糖粥	/247
鲫鱼糯米粥	/242		

第九节　儿科常见疾病　　　　　　　　　　/247

小儿百日咳	**/247**	何子五味粥	/251
橄榄粥	/248	沙参玉竹粥	/252
八宝糯米粥	/248	猪脊肉粥	/252
罗汉果粥	/248	**小儿疳积**	**/252**
银耳粥	/249	青蛙粥	/252
小儿支气管哮喘	**/249**	山楂粥	/253
小青龙粥	/249	羊肉粥	/253
丝瓜凤衣粥	/249	红糖大麦粥	/253
鲜姜粳米粥	/250	红薯粥	/254
阿胶白皮粥	/250	白萝卜粥	/254
党参半夏粥	/250	消食健脾粥	/254
苏子平喘粥	/251	大麦粥	/254
玉屏风粥	/251	粳米胡萝卜粥	/255

鹌鹑褒粥	/255	柏仁芝麻粥	/263
淮山莲肉粥	/255	香蕉粥	/264
小米山药粥	/255	首乌百合粥	/264
荔枝莲子山药粥	/256	当归杏仁	/264
鸭糜麦片粥	/256	银菊粥	/264
银耳枸杞粥	/256	牛乳蜂蜜粥	/265

小儿腹泻　/257　　小儿遗尿　/265

山药莲肉粥	/257	韭子粥	/265
苡仁曲芽粥	/257	黄芪浮小麦粥	/266
大蒜粥	/258	麻雀大米粥	/266
芦根红米粥	/258	银耳莲子粥	/266
滑石粥	/258	白果腐竹粥	/267
参苓粥	/258	白术金樱子粥	/267
珠玉二宝粥	/259	红豆薏米粥	/267
附子粥	/259	莲子粉粥	/267
桂心粥	/259	人参粥	/268
荔枝粥	/259	羊肉牡蛎粥	/268
糯米固肠粥	/260		

小儿厌食　/260　　小儿麻疹　/268

小儿消食粥	/260	荸荠萝卜粥	/269
鲜豆浆粥	/260	香菇牛肉粥	/269
梨粥	/261	冬笋米粥	/269
薯蓣拨粥	/261	甘蔗粥	/269
鸡内金粥	/261	芦笋粥	/270
生芦根竹茹粥	/262		
羊肉鲫鱼苡仁粥	/262		

小儿便秘　/262　　流行性腮腺炎　/270

		银翘粥	/270
小米山药粥	/262	绿豆菜心粥	/270
黄芪苏麻粥	/263	牛蒡粥	/271
杏仁芝麻粥	/263	慈菇粥	/271
首乌红枣粥	/263	板蓝根粥	/271
		黄花菜粥	/271

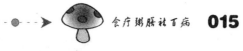

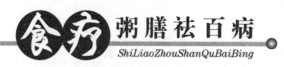

第十节　五官科常见疾病　　　　　　　　　　/272

青光眼　　　　　　/272
- 云苓决明粥　　　/272
- 生地陈皮粥　　　/272
- 二冬粥　　　　　/273
- 金针红豆粥　　　/273
- 二子明目粥　　　/273
- 鲜梅花粥　　　　/273
- 杞肾明目粥　　　/274

白内障　　　　　　/274
- 莲芯薏米粥　　　/274
- 杞叶羊肾粥　　　/274
- 夜明砂粥　　　　/275

近视眼　　　　　　/275
- 黑米黑豆粥　　　/275
- 豆仁粳米八宝粥　/276
- 酸枣仁粥　　　　/276
- 乌鸡粥　　　　　/276
- 羊肝粥　　　　　/277
- 杞菊瘦肉粥　　　/277

耳鸣、耳聋　　　　/277
- 芡实粳米粥　　　/278
- 猪肝脊肉粥　　　/278
- 莲肉红枣扁豆粥　/278
- 皮蛋淡菜粥　　　/278
- 首乌红枣粥　　　/279
- 菊花粳米粥　　　/279
- 羊肝粥　　　　　/279
- 黄精聪耳粥　　　/279
- 竹茹陈皮粥　　　/280
- 莲子陈茯苓粥　　/280
- 瘦肉银耳粳米粥　/280

鼻炎　　　　　　　/281
- 丝瓜藤粥　　　　/281
- 荷叶小麦粥　　　/281
- 柴胡桃仁粥　　　/282
- 苁蓉金英羊肉粥　/282
- 菟丝细辛粥　　　/282
- 桑菊杏仁粥　　　/282
- 当归桃仁粥　　　/283
- 大蒜牛肉粥　　　/283
- 苍耳子粥　　　　/283
- 芥菜粥　　　　　/284

口腔溃疡　　　　　/284
- 莲子绿豆粥　　　/284
- 草莓西米粥　　　/284
- 甘草粥　　　　　/285
- 石斛二冬粥　　　/285
- 竹心粥　　　　　/285
- 竹叶通草绿豆粥　/285
- 绿豆粥　　　　　/286
- 淮山黑枣小米粥　/286

牙痛　　　　　　　/286
- 咸蛋蚝鼓粥　　　/287
- 冰糖银耳冰粥　　/287
- 骨碎补粥　　　　/287
- 皮蛋腐竹咸瘦肉粥　/288
- 牛膝生地黑豆粥　/288
- 黑豆天冬芝麻粥　/288

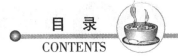

白芷粥	/289	冰糖雪梨粥	/289
生姜粥	/289	藕片绿豆粥	/290
慢性咽炎	/289	罗汉绿豆粥	/290

第五章 偏颇体质的粥膳调理

第一节　气虚体质　　　　　　　　　　　　　　　　/291

补虚正气粥	/291	红枣豌豆肉丝粥	/293	参枣粥	/295
红枣花生墨鱼仔粥	/292	人参鲢鱼粥	/294	金沙玉米粥	/296
		椰子鸡肉糯米粥	/294	枣栗大麦粥	/296
山药粥	/292	龙眼莲子粥	/295	芡实糯米粥	/296
长生粥	/292	莲子粉粥	/295	花生香菇粥	/296
人参粥	/293	党参核桃粥	/295	山药莲子葡萄粥	/297
苁蓉羊肉粥	/293				

第二节　阳虚体质　　　　　　　　　　　　　　　　/297

韭菜海米粥	/298	黑豆鸡蛋粥	/299	猪腰核桃粥	/300
鸡蛋猪腰粥	/298	山药羊肉粥	/299	薏米鸡肉粥	/301
麦姜羊肉粥	/298	干姜花椒粥	/300	鹿角粥	/301
桂圆粥	/299	羊肾萝卜粥	/300	锁阳米粥	/301
荔枝粥	/299				

第三节　阴虚体质　　　　　　　　　　　　　　　　/302

冬菇木耳瘦肉粥	/302	山药百合粥	/303	桃仁百合燕麦粥	/304
天冬粥	/303	百合山药兔肉粥	/303	桑葚杞子米粥	/304

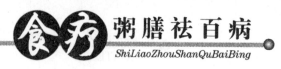

| 百合绿豆粥 | /304 | 地黄羊肉粥 | /305 | 百合花生粥 | /305 |
| 侧柏地黄粥 | /304 | 鲜奶藕粉粥 | /305 | 羊脊骨粥 | /306 |

第四节　血虚体质 /306

牛奶红枣豌豆粥	/307	龙眼薏苡仁粥	/308	黑豆红枣粥	/309
补血话梅粥	/307	糯米阿胶粥	/308	山药红枣小米粥	/309
芪枣羊骨粥	/307	红枣菊花粥	/309	大黄双豆粥	/310
黄芪龙眼粥	/308				

第五节　湿热体质 /310

鸡丁苦瓜燕麦粥	/310	葱白胡椒粥	/313	小米芝麻桂圆粥	/315
加味黄芪粥	/311	佛手内金山药粥	/313	茄子粥	/316
银花绿豆粥	/311	佛手郁金粥	/313	荷叶茯苓粥	/316
茯苓车前粥	/312	茉莉花粥	/314	除湿米粥	/316
芹菜粥	/312	柴胡陈皮粥	/314	莱菔子粥	/317
薏米绿豆麦片粥	/312	槟榔陈皮粥	/314	胡萝卜粥	/317
蒲公英粥	/312	葛根荞麦香菜粥	/315	竹笋粥	/317
苡仁丝瓜粥	/313	红豆大米祛湿粥	/315	红豆莲子粥	/318

第六节　痰湿体质 /318

| 海藻粥 | /318 | 马齿苋粥 | /319 | 蔬菜糙米粥 | /320 |
| 玉米瘦肉粥 | /319 | 莲藕绿豆粥 | /319 | 芦荟土豆粥 | /320 |

第七节　气郁体质 /321

| 猪肝瘦肉粥 | /321 | 胡萝卜羊肝粥 | /322 | 芹菜粳米粥 | /322 |
| 橘皮粥 | /321 | 香蕉糯米粥 | /322 | 樱桃玫瑰粥 | /323 |

第八节　血瘀体质 /323

当归玉米粥	/323	仙鹤草粥	/325	当归黄芪粳米粥	/326
核桃仁粥	/324	墨鱼粥	/325	赤芍五加皮粥	/326
香附桃仁粥	/324	红枣紫米粥	/325	乌贼粥	/326
杏仁薏米粥	/324				

第一章 粥膳知识必备

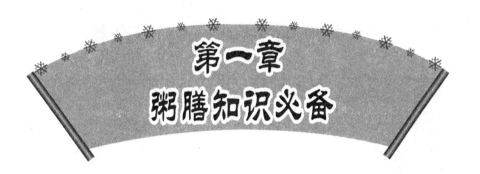

第一节 粥膳的历史与功效

人们食粥已有几千年的历史。粥,古时称糜、酏等,古人写作鬻。一年四季,在膳食中有粥,不仅可以调剂胃口,增进食欲,而且可补充身体失去的水分。所以人们认为,喝粥可以治病并能使人延年益寿。汉代就有关于粥的记载。明代李时珍的《本草纲目》中列有五十多种粥。喝粥有什么好处呢?

李时珍是这样说的:"每日起,食粥一大碗。空腹胃虚,谷气便作,所补不细,又极柔腻,与肠胃相得,最为饮食之良。"

诗人陆游还有一首《食粥》诗:"世人个个学长年,不悟长年在目前。我得宛丘平易法,只将食粥致神仙。"

传统意义上的粥都是由五谷杂粮制作的。但是现在随着人们饮食生活的丰富,粥的做法不断发展,种类迅速增加,在五谷杂粮的基础上又添加了肉类、蔬菜、水果、鲜花、中草药等,大大丰富了粥的营养成分,令粥不仅富含糖类,还有蛋白质、氨基酸、脂肪酸、多种维生素及钙、锌等很多矿物质。使粥的养生保健功效得到了长足的发展。

如今,人们吃粥已经不仅仅是追求它的口感了。更多的是在意它对身体的益处。

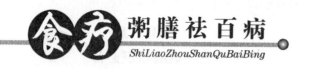

二、粥膳的主角——五谷杂粮

大米	食疗功效		健脾养胃、止渴除烦、固肠止泻。
	选购注意	优	颗粒整齐、富有光泽、较为干燥、无虫蛀、无沙粒灰尘、无异味、有大米清香味。
		劣	颜色发灰、米粒散碎、潮湿有异味。

糯米	食疗功效		温暖脾胃、补益中气。
	选购注意	优	粒大饱满、颗粒均匀、颜色白皙、有清香、无杂质。
		劣	碎粒多、颜色暗、有杂质、无清香味。

小米	食疗功效		滋阴养血、清热解渴、和胃安眠。
	选购注意	优	米粒大小均匀、颜色均匀、富有光泽、少有碎米、无虫、无杂质、有清香味。
		劣	手易捻成粉状或易碎、碎米多、有异味。

第一章 粥膳知识必备

<table>
<tr><td rowspan="3">黑米</td><td>食疗功效</td><td colspan="2">开胃益中、滑涩补精、滋补肝肺、缓筋活血。</td></tr>
<tr><td rowspan="2">选购注意</td><td>优</td><td>粒大饱满、黏性强、富有光泽、少有碎米和爆腰。</td></tr>
<tr><td>劣</td><td>碎米多、有杂质或虫蛀、闻之或尝之有异味。</td></tr>

<tr><td rowspan="3">薏米</td><td>食疗功效</td><td colspan="2">健脾利水、除湿除痹、清热排脓。</td></tr>
<tr><td rowspan="2">选购注意</td><td>优</td><td>粒大、饱满、色白、有光泽。</td></tr>
<tr><td>劣</td><td>粒大小不一、颜色不均匀、有异味。</td></tr>

<tr><td rowspan="3">高粱</td><td>食疗功效</td><td colspan="2">补气清胃、促消化、利小便、止咳喘、增进食欲。</td></tr>
<tr><td rowspan="2">选购注意</td><td>优</td><td>颗粒整齐有光泽、干燥无虫、无杂质、有清香味。</td></tr>
<tr><td>劣</td><td>颜色发暗、碎米多、有异味。</td></tr>

<tr><td rowspan="3">燕麦</td><td>食疗功效</td><td colspan="2">益肝和胃、降脂、促进肠蠕动。</td></tr>
<tr><td rowspan="2">选购注意</td><td>优</td><td>外观完整、大小均匀、饱满坚实、有光泽、无杂质。</td></tr>
<tr><td>劣</td><td>碎米多、有异味、大小不均。</td></tr>
</table>

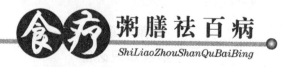

玉米	食疗功效		健脾利湿、开胃益智、宁心活血。
	选购注意	优	颗粒饱满、排列紧密、软硬适中、鲜嫩。如换购玉米粉，放在手心上反复揉搓，若手心有浅黄色或深黄色粉末，则玉米粉新鲜优质。
		劣	颗粒不均、颜色发暗或有杂质、闻之有异味。

红豆	食疗功效		行水清热、消肿排脓、润肠通便、固本扶正。
	选购注意	优	颗粒饱满、大小一致、颜色鲜艳、口感佳。
		劣	颗粒大小比例不均、颜色发暗、有虫蛀、有异味。

黄豆	食疗功效		健脾益气、清热解毒、补虚开胃。
	选购注意	优	颗粒均匀、饱满、坚硬、金黄色、少杂质。
		劣	颗粒大小不均、软湿、杂质多。

黑豆	食疗功效		补肾益阴、健脾利湿、除热解毒。
	选购注意	优	豆粒完整、大小均匀、饱满坚实、有光泽、乌黑光亮。
		劣	豆粒残缺较多、颗粒大小不均、有杂质、豆粒上有腊质脱落。

第一章 粥膳知识必备

绿豆	食疗功效	清热解暑、利水消肿、润喉止渴、明目降压。
	选购注意 优	颗粒均匀饱满、颜色为清绿或黄绿、无虫蛀、杂质。
	选购注意 劣	豆粒表面白点多或空壳多、颜色发暗、有虫蛀、有杂质。

三、粥膳中常用到的中药材

人参	人参是一种大补元气的中药，其味甘、微苦，性平，归肺、脾、心经。人参具有补气、固表、回阳、救逆、补肺、生津、止渴、安神、健脾、益智等多种功能。适用于元气将尽、重度呕吐、腹泻、大汗淋漓、脉搏细微等患者。	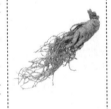
党参	性平、味甘、归脾肺经。补中益气，养血补肺。能兴奋神经系统，提高机体抗病能力，补血，降压，并且还能升高因为化疗和放射疗法而下降的白血球。用于气短、心悸、体倦乏力、食少便溏等症。	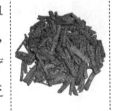
黄芪	性微温、味甘具有健脾补中、升阳举陷、益胃固表、利尿等作用。 用于自汗、盗汗、血痹、浮肿、痈疽不溃、疲乏、脾虚泄泻等气衰血虚之症。	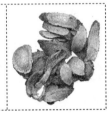

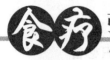

白术

味甘、苦，性温，入脾、胃经。健脾益胃，祛湿利水，益气止汗，安胎，有利尿、降血糖、抗凝血的作用。用于脾胃虚弱、饮食减少、疲乏、水肿、泄泻、自汗、胎动不安、小便不利等症。

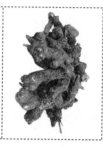

山药

性平，味甘，入脾、肝、肾经。具有健脾除湿、益肺固肾、益精补气的功效，且能助消化，降血糖，用于脾虚泄泻、久痢、消渴、遗精、带下、小便频数等症。

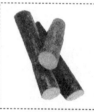

甘草

甘草味甘，性平，归心、肺、脾、胃经。具有补脾益气、祛痰止咳、缓急止痛、清热解毒的作用。用于脾胃虚弱、脘腹疼痛、咳嗽、心悸、疮疡、中毒等症。

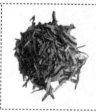

当归

性温同，味甘、辛，入心、肝、脾经。补血和血，调经止痛，润燥滑肠。具有调节子宫收缩、保肝、镇静和抗菌等作用。用于月经不调、经闭崩漏、血虚、头痛眩晕、便秘等症。

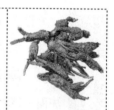

熟地黄

性微温，味甘，入心、肝、肾经，滋阴补血，有强心、降血压的作用。用于血虚、肺肾阴虚、腰膝酸软、月经不调、耳聋、目昏等症。

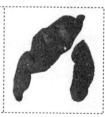

第一章
粥膳知识必备

阿胶　性平，味甘，入肺、肝、肾经。补血和血，滋阴润肺，提高红细胞和血红蛋白量，促进造血功能，还能增加血清钙的含量。用于贫血、心悸、咯血、崩漏、产后血虚腰软无力等症。

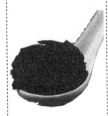

何首乌　性微温，味甘、苦、涩，可补肝肾、益精血、乌须发。具有防止或减轻动脉粥硬化、减慢心率、保护心肌缺血的作用。用于头晕耳鸣、头发早白、腰膝酸软、肢体麻木、高血脂等症。

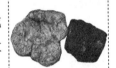

枸杞子　性平，味甘，归肝、肾经。有滋阴补血、益精明目的功效。用于血虚劳损、头晕乏力、耳鸣健忘、腰膝酸软等症。

百合　性平，味微苦，入心、肺经。润肺止咳，清心安神。用于肺阴虚所致干咳、痰稠及心悸失眠、精神不安等症。

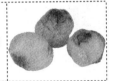

山茱萸　性微温，味甘、酸，入肝、肾经。可补益肝肾、敛汗涩精。具有利尿、降压的作用。用于耳鸣眩晕、腰膝酸软、自汗、盗汗、小便频数、月经过多等症。

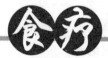

| 神曲 | 性温,味辛、甘,入脾、胃经。具有消食健胃、助消化的作用,用于饮食积滞、消化不良等症。 | 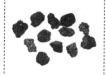 |

| 山楂 | 性微温,味酸、甘,入肝、脾、胃经。具有消食化积、活血散瘀的功效。用于食积不化、血瘀痛经、高血脂等症。 | 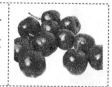 |

| 酸枣仁 | 性平,味甘,入心、脾、肝、胆经。有养肝、安心宁神、敛汗的作用,用于虚烦失眠、多梦易醒、心悸、神经衰弱、虚汗等症。 | 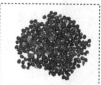 |

| 陈皮 | 性温,味苦、辛,入脾、肺经。行气健脾,燥湿化痰,助消化,降脂。用于脘腹胀满、呕吐、咳嗽等症。 | 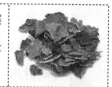 |

| 荷叶 | 性平,味苦、涩,入心、肝、脾经。具有清暑利湿、升发清阳、止血的功效。用于暑热泄泻、眩晕、浮肿、崩漏等症。 | 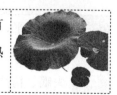 |

| 益母草 | 性微寒,味苦、辛,入肝、心、膀、脘经。具有活血调经、利尿消肿的功效,可用于月经不调、痛经、水肿等症。 | 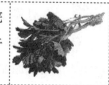 |

第一章 粥膳知识必备

四、煲粥学问大

好粥搭配好器具

在制作粥膳时,要尽量选择稳定性较高的器具,如不锈钢制品、陶瓷器具等。不要使用塑料器具或铝制品,因为铝制品内壁及表面氧化层同菜肴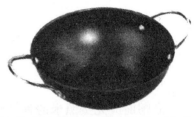或汤汁会发生缓慢的化学反应,烧煮酸性或碱性菜肴时更为显著,烧煮时间越长,混进食物中的铝也就越多。

煮粥用水有讲究

煮粥用的水也有讲究。一般情况下,煮粥需要用大量的水,那么应该选择什么样的水来煮粥呢?一般认为,活水比死水要好,若用井水,要在凌晨3:00~5:00汲取为好,还有人认为煮粥用泉水好。当然,这些都是古人的观点,社会发展到今天,人们一般只用自来水煮粥了。

不论用哪种水煮粥,都要采用正确的方法。一般人都习惯用冷水煮粥,其实最适宜煮粥的是开水。因为冷水煮粥会糊底,而开水煮就不会出现这种现象。

掌握火候最关键

将米和水按合适的比例放入锅中后,先以大火煮沸,再转小火

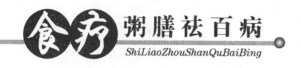

慢慢熬煮，熬煮过程中要注意观察，不要溢锅，待煮至米烂粥稠即可离火。

如果粥中还要加入其他配料，视食材的不同，一方面注意入锅顺序，另一方面则要掌握熬煮的时间。易熟烂的食材晚放，熬煮时间要短；不易熟烂的食材早放，熬煮时间要长。

煮粥的正确顺序

(1) 冷水浸泡

煮粥前应先按照米的种类将米用冷水浸泡一段时间，让米粒膨胀开，这样既可以节约煮粥的时间，还可以增加成品的口感。须注意的是，浸泡豆类后的水中有可能含有化学物质，应倒掉，但浸泡黑糯米时，其营养成分会溶解于水中，应连同浸泡过的水直接下锅熬煮。

(2) 开水下锅

大家的普遍共识都是冷水煮粥，而真正的行家里手却是用开水煮粥。因为用冷水煮粥容易煳底，而开水下锅就不会有此现象，而且它比冷水熬粥更省时间。如果你一直用冷水煮粥，以后就要改掉这一习惯。先将水烧热，再将浸泡好的米倒入锅中，粥就不会煳底了。

(3) 调味

调味料可根据个人口味和身体情况来定。煮粥的调味料一般多选择糖和精盐，但糖尿病患者喝粥不宜放糖，高血压患者喝粥最好不要放精盐。另外，香菜或姜末等调料，不要直接混入粥里一起煮，以免菜色变黄，需等粥煮好后加入。

第一章　粥膳知识必备

（4）米和辅料分煮

大多数人煮粥时都习惯将所有的东西一股脑儿全倒进锅里，百年老粥店可不是这样做的。辅料和粥一定要分开煮，吃前再将它们放在一起熬煮片刻，时间以不超过 5 分钟为宜。这样熬出的粥品清爽而不混浊，每样东西的味道都熬出来了又不串味。特别是辅料为肉类及海鲜时，更应将粥和辅料分开煮。

煮好粥的几个小窍门

（1）注意加料的顺序

要注意加入材料的顺序，慢熟的要先放。如米和药材应先放，蔬菜、水果最后放。海鲜类一定要先氽烫，肉类则拌淀粉后再入粥煮，就可以让粥看起来清而不混。

（2）放小调羹防粘锅

如果粥有点粘底，请千万不要用勺子拔锅底的粘皮，要不然粥会有煳味。可以放一个轻的小调羹在锅底与粥同煮，水沸腾过程中，小调羹也会被带着转动，可以防止粥粘锅底。

（3）加精盐粥味更美

精盐有一种特殊的功能就是：可以使甜的东西更加甜。煮一锅清粥，你不必去考虑熬高汤，在清粥中加入少许的精盐就好了，这样的清粥不用加料也一样美味。

（4）高汤煮粥最鲜美

外面粥铺里卖的粥之所以比自家煮的粥鲜美，最大的秘诀就是粥铺里的粥是用高汤煮出来的。

可以用来煮粥的高汤有猪骨高汤、鸡骨高汤、萝卜高汤等。猪骨高

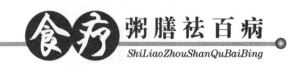

汤口味香醇浓郁，适合搭配肉类入粥；鸡骨高汤适合口味清淡者，适合做海鲜粥。柴鱼、海带、萝卜等根茎类也可以熬成高汤，适合做板栗粥、鲑鱼子粥等日式风味的粥。

(5) **点油增香**

粥改小火煮10分钟时，加入少许色拉油或香油，不仅可以使粥不再外溢，而且还能使粥色更鲜亮、入口特别鲜滑。

(6) **煮粥时不要放碱**

有些人在煮粥、烧菜时，喜欢放点碱，以使食物快速软烂和发黏，口感也会好些。可这样一来，米中的维生素 B_1 和蛋白质也被破坏掉了。因为食物中所含的维生素 B_1、维生素 B_2 和维生素 C 都是喜酸怕碱的。可以在煮粥时用点碎山楂，既能让粥又黏又香，还不会破坏其中的营养物质。

不过，煮玉米粥时，可以适当地加点碱。这样虽然会破坏维生素 B_1，但能让玉米中的尼克酸大量释放出来。尼克酸也是一种重要的维生素，对健康有很大的好处。

五、粥膳养生的注意事项

注意喝粥的正确时间

喝粥也有个最佳时间，一般三餐均可食用，但以晨起空腹食用最佳。年老体弱、消化功能不强的人，早晨喝粥尤为适宜。喝粥时不宜同食过分油腻、黏滞的食物，以免影响消化吸收。

第一章 粥膳知识必备

五谷杂粮粥不宜过量食用

值得注意的是,五谷杂粮虽然有较高的营养价值与食疗功效,但也不宜过量食用。若过量食用五谷杂粮粥膳,会有腹胀的情况发生;糯米也会引起消化不良;而豆类一次食用过多,也会引起消化不良。

不宜食用太烫的粥

跟喝汤的原理是一样的,常喝太烫的粥,会刺激食道,容易损伤食道黏膜,引起食道发炎,造成黏膜坏死。时间长了,可能会诱发食道癌。

不宜食生鱼粥

生鱼粥就是把生鱼肉切成薄片,配以热粥服用。生鱼粥多选用鲤鱼的肉片,很多南方人,特别是沿海一带的人非常喜欢这种吃法。但是,这些生鱼肉中多含有对人体有害的寄生虫,人食用后,寄生虫就会进入人体,由肠内逆流而上至胆管,寄生在肝胆部位,容易引发胆囊炎或导致肝硬化等。所以,最好少食生鱼粥,可以将鱼片做熟了配粥食用,味道同样很鲜美。

胡椒粉可去腥味

在用鱼、虾等水产品制作粥膳时,难免会产生腥味,如果在粥中加入胡椒粉,不仅可以去掉腥味,还能使粥味更加鲜美。

胃肠病患者忌食稀粥

胃肠病患者胃肠功能较差,不宜经常食用稀粥。因为稀粥中水

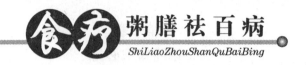

分较多，进入胃肠后，容易稀释消化液、唾液和胃液，从而影响胃肠的消化功能。另外，稀粥也易使胃肠病患者感到腹部膨胀。

孕妇不宜食用薏米粥

薏米虽然营养丰富，食疗效果佳，但并不适合孕妇食用。因为薏米中的薏米油有收缩子宫的作用，孕妇食用对自身和胎儿都不好。

第二章
粥膳与季节调理

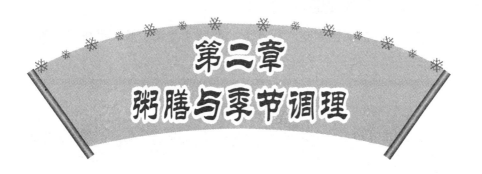

第二章 粥膳与季节调理

第一节 春季养生粥膳

春季养生特点

春天是万物复苏、阳气生发的季节,春天的到来总能让人感到体力充沛,精神焕发。从养生的角度而言,春天,人体内的肝、胆经脉都很活跃旺盛,正是滋补的大好季节。因此,人们的生活养生要顺应春天阳气生发、万物萌生的特点,使精神、情志、气血也能像春天般生机勃发。但是,万事万物都具有两面性,所谓"百草回生,百病易发",许多疾病也易在春天复发或新增,常见的有冠心病、风湿性心脏病、关节炎、肾炎、精神病、哮喘病等。中医学认为,春季所患疾病多为风邪所致,因此要注意躲避能使人致病的风邪。

春季养生方法

中医常说"春宜养肝",春季饮食应以平补为原则,重在养肝补脾。这一时令以肝当令,肝的生理特性就像春天树木那样生发,主人体一身阳气升腾。肝功能受损会导致周身气血运行紊乱,进而使其他脏腑器官受干扰而致病。保养肝脏的方法有很多,如春天不要过于劳累,以免加重肝脏负担等。有肝病及高血压病的患者,也应在春季到来之时,按医嘱及时服药

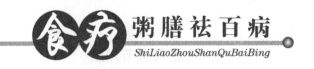

春季推荐食材

春笋、香椿芽、荠菜、胡萝卜、菠菜、韭菜、葱、樱桃、蜂蜜、芹菜。

猪肝绿豆粥

原料 大米100克，猪肝50克，绿豆30克，精盐、鸡精、料酒、香油适量。

做法

①大米、绿豆淘净（洗净后大米用清水浸泡30分钟，绿豆用清水浸泡3小时以上）。

②猪肝洗净切薄片，用料酒、精盐略腌一会。

③锅中加入适量清水煮沸，倒入泡好的绿豆，大火再煮沸，加入大米，转小火熬煮25分钟。

④待粥黏稠后，放入切好的猪肝，煮熟后调入精盐、鸡精搅拌均匀，出锅后淋上香油即成。

功效 提升造血功能、抗癌、缓解疲劳。

苋菜香米粥

原料 香米60克，红豆、苋菜各40克，葱丝、姜丝各3克，精盐5克，味精、胡椒粉各少许。

做法

①香米、红豆分别淘洗干净；苋菜洗净，切小段备用。

②锅置火上，加入适量水煮沸，放入红豆煮15分钟，再放入香米煮20分钟至稠，加入苋菜段、姜丝、葱丝、精盐、味精、胡椒粉搅匀即可。

功效 对牙齿和骨骼的生长可起到促进作用，并能维持正常的心肌活动，防止肌肉痉挛。常食可以减肥轻身，促进排毒，防止便秘。

第二章 粥膳与季节调理

香菇鲜笋粥

原料 大米100克,香菇20克,笋尖30克,精盐1茶匙(约5克),姜丝少许。

做法

①大米淘净后用清水浸泡30分钟。

②笋尖洗净切段,香菇洗净用温水泡发,切丝备用。

③锅中加入适量清水煮沸,倒入泡好的大米,大火煮沸后转小火熬煮20分钟,待粥黏稠后再加入切好的笋尖、香菇丝和姜丝继续煮10分钟。

④加入精盐调味,搅拌均匀即成。

功效 助消化,防止便秘。

红枣薏米粥

原料 薏米250克,百合50克,枸杞子10克,红枣10粒,蜂蜜1小匙。

做法

①百合、红枣分别用清水洗净,红枣去核。

②薏米放入锅内,加入适量开水。大火烧沸,放入红枣和百合,转小火熬煮成粥。

③待粥软烂时,放入枸杞子稍煮,最后用蜂蜜调服即可。

功效 可滋补肺肾、止咳、平喘、强壮身体、增加抵抗力,是春天养生的极好美食。

韭菜粥

原料 粳米100克,韭菜250克。

做法

①先将洗净的粳米倒入锅内,加水煮沸。

②再加入洗净切碎的韭菜,同煮成粥。

功效 益精助阳,春季食用效果最佳。

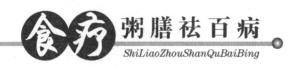

山药红枣小米粥

原料 小米100克，山药50克，红枣12颗，糖或精盐适量。

做法

①小米洗净泡水，红枣用水冲洗，山药去皮切丁。

②沙锅内放入小米、红枣及水，用大火煮开。

③改小火煮，加入山药丁煮至粥稠。依口味喜好加入糖或者精盐调味即可。

功效 山药含有多种营养素，有强健机体、滋阴补肾的作用。红枣能补血养颜，两者搭配不但美味，更具营养价值，尤其适合阴虚体质的人食用。

桂皮鸡肝粥

原料 大米150克，鸡肝25克，桂皮5克。葱末、精盐、味精、香油各少许。

做法

①将大米淘洗干净，放入清水中浸泡；鸡肝去筋膜，洗净，切片备用。

②坐锅点火，加入适量清水，先下入大米旺火烧沸，再放入桂皮，转小火煮至米粥将成，然后加入鸡肝、精盐、味精续煮片刻，再撒入葱末，淋入香油，搅匀即可出锅。

功效 养血护肝，促进消化。

豌豆牛奶粥

原料 大米100克，豌豆200克，牛奶200毫升，白糖适量。

做法

①将豌豆洗净，大米洗净后浸泡1小时。

②将豌豆、大米放入锅中，加适量水，以文火慢慢熬煮。

③待豆熟米烂时，加入牛奶、白糖煮至沸腾即可。

功效 调和脾胃、利肠、利水，经常食用效果更加明显。

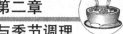

第二章 粥膳与季节调理

香菇鸡粥

原料 大米 150 克，鸡胸肉 50 克，青菜 20 克，香菇 10 克，葱末、精盐、酱油各少许、色拉油 2 小匙。

做法

①将大米淘洗干净，放入清水中浸泡；香菇洗净，用温水泡发，去蒂后剁碎；鸡胸肉洗净，剁成泥状；青菜择洗干净，切碎备用。

②坐锅点火，加入色拉油，先下入葱末、鸡胸肉、香菇末、酱油略炒，再放入大米翻炒数下，然后添入适量清水，转小火煮至米粥将成，再加入青菜末煮匀，撒入精盐，即可出锅。

功效 滋补肝肾，有益脾胃。

豆腐肉汤粥

原料 粳米 100 克，豆腐 150 克，肉汤、精盐各适量。

做法

①将豆腐洗净切成小块，粳米淘洗净，浸泡一段时间。

②将粳米放入锅中，加入肉汤和少许水，以文火慢慢熬煮。

③待粥将成时，加入豆腐稍煮，再加入精盐调味即可。

功效 补脾益胃，清热润燥，利小便，解热毒，适合春季滋补食用。

百合花粥

原料 糯米 100 克，百合花 10 克，笋尖 30 克，精盐 5 克，味精少许。

做法

①糯米淘洗干净，百合花洗净，笋尖泡水，切丝，焯水备用。

②锅中倒入适量水，放入糯米煮开，转小火煮 20 分钟，加入笋尖丝、百合花煮开，加入调料煮熟即可。

功效 养阴润肺，清心安神。用于阴虚久咳、痰中带血、虚烦惊悸、失眠多梦、精神恍惚等症的食疗。

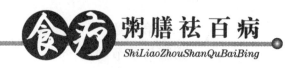

玫瑰花糯米粥

原料 未开花的玫瑰花5朵，樱桃10枚，糯米100克，白糖适量。

做法

①将玫瑰花的花瓣，轻轻地撕下，然后洗干净。

②把糯米淘净，放入锅内，大火烧开后换小火继续熬，粥将好时加入玫瑰花、樱桃、白糖，再稍煮一会儿即成。

功效 理气解郁，和血散瘀。

决明子粥

原料 决明子15克，大米100克，冰糖少许。

做法

①先将决明子炒至微香，取出待冷却后熬汁备用，大米淘洗干净。

②用决明子汁和大米同煮，成粥后加入冰糖，化开后即可食用。

功效 此粥清肝、明目、通便，对于目赤红肿、怕光多泪、高血压、高脂血、习惯性便秘等症，有很好的食疗效果。

紫苏粥

原料 紫苏叶15克，粳米80克，红糖适量。

做法

①粳米洗净浸泡半小时，紫苏叶洗净。

②将粳米放入锅中，加适量清水，以大火煮开后转小火慢慢熬煮。

③待粥将成时，放入紫苏叶、红糖稍煮片刻。

功效 和胃，散寒，解表。

第二章 粥膳与季节调理

芥菜粳米粥

原料 鲜芥菜叶适量，粳米半杯。

做法

①鲜芥菜叶洗净，切碎，粳米淘洗干净。

②将粳米、鲜芥菜叶一同放入锅中，加适量水煮粥。

功效 养肝明目，治疗肝虚视昏，十分适合春天养生之用。

淡菜鸡蛋粥

原料 大米80克，淡菜50克，芹菜少许，鸡蛋1个，精盐3克，味精2克，香油、胡椒粉各适量。

做法

①大米洗净，放入清水中浸泡，淡菜用温水泡发，芹菜洗净切末，鸡蛋煮熟后去壳切碎。

②锅置火上，注入清水，放入大米煮至五成熟。

③再放入淡菜，煮至米粒开花，放入鸡蛋、芹菜稍煮，加精盐、味精、胡椒粉、香油调味即可。

功效 此粥具有补肝肾、调经血和降血压的功效。

第二节 夏季养生粥膳

夏季养生特点

夏天是一年里阳气最盛的季节，气候炎热，人体新陈代谢旺盛，汗易外泄，耗气伤津。人们容易出现倦怠乏力、食欲不振、口腻无味、身重嗜睡等症状。老年人常常会因为机体功能减退、热天消化液分泌减少、心脑血管不同程度地硬化，出现一些身体不适的情况。而且夏季酷

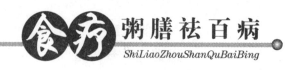

热多雨，易引起心火过旺，暑湿之气也容易乘虚而入，从而导致中暑。

另外，对于如肺气肿、支气管哮喘、慢性支气管炎等病证，夏季是最佳的防治时机。

夏季养生方法

中医认为，夏属火，与心相应，所以夏季要重视心神的调养，同时也要注意脾胃的调理。同时，夏季暑热之气易引起人们中暑。因此，夏季也要注重除湿与清热。另外，夏季还要注意保护人体阳气，切莫为了避暑而过食寒凉食品，从而伤害了体内的阳气。这就是所谓的"春夏养阳"。

夏季推荐食材

苦瓜、黄瓜、冬瓜、丝瓜、鸭肉、绿豆、莲藕、西瓜、瘦肉、西红柿。

海带紫菜粥

原料 大米100克，海带50克，紫菜10克，精盐1茶匙（约5克），鸡精1/2（约3克），香油1茶匙（约5毫升），葱花少许。

做法

①大米淘净后用清水浸泡30分钟。

②海带洗净，切细丝备用；紫菜用温水泡发。

③锅中加入适量清水，倒入泡好的大米，大火煮沸后放入海带丝，转小火熬煮25分钟左右。待粥黏稠，再加入泡好的紫菜继续煮3分钟。

④调入精盐、鸡精，淋上香油，撒入葱花，搅拌均匀即可出锅。

功效 海带是一种含碘量很高的海藻，多食海带能防治缺碘性甲状腺肿大，还能预防动脉硬化，降低胆固醇与脂肪的积聚。但海带性味咸寒，脾胃虚寒者宜少食用。

第二章
粥膳与季节调理

绿茶红薯粥

原料 红薯100克,大米、糯米各10克,绿茶茶叶5克,白糖15克。

做法

①将大米、糯米混合,淘洗干净,加入清水浸泡。

②红薯洗净、去皮,切滚刀块。

③在锅中倒入适量清水,倒入米大火烧开后,放入红薯、绿茶茶叶,小火熬煮30分钟,吃之前取出茶叶撒上少许白糖即可。

功效 通便清肠,滋润肠胃,清火养颜,是一道经典的清火排毒粥。

绿豆粥

原料 绿豆100克,粳米100克,白砂糖1汤匙(约15克)。

做法

①绿豆、粳米淘净,洗净后绿豆用清水浸泡3小时以上,粳米泡半小时。

②将泡好的绿豆倒入锅中,加适量清水大火烧开。再转小火继续熬煮30分钟至粥黏稠。

③调入白砂糖,搅拌均匀至其溶化即可出锅。

功效 清热解毒,降火消暑。

苦瓜丝粥

原料 大米100克,苦瓜60克,枸杞子、精盐各5克,姜丝少许。

做法

①大米淘洗干净备用;苦瓜洗净,去内瓤,切成丝备用;枸杞子泡洗干净。

②锅中倒入适量水,放入大米煮开,转小火煮20分钟,加入苦瓜丝、枸杞子、姜丝、精盐煮熟即可。

功效 苦瓜能除邪热、解劳乏、清心明目、养血益气、补肾健脾。夏季食用,能清凉消暑,还能快速排除毒素,避免体内毒素的堆积。

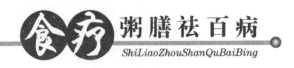

红枣桂圆粥

原料 小米100克,桂圆肉50克,红枣10颗,白糖适量。

做法

①将小米淘洗干净,红枣与桂圆肉也都洗干净。

②将沙锅置火上,放入适量清水,烧开后下小米,然后放入红枣、桂圆,煮开后改用小火。

③当小米快熟烂时,加入白糖,继续煮至粥浓。

功效 此粥含有丰富的糖类和较多的维生素B_2、维生素C、钙、铁等营养物质,有健胃益脾、安神补血的功效。

咸鱼黄豆粥

原料 大米200,黄豆50克,咸鱼100克,豌豆粒、葱花、姜丝各适量,精盐、味精各1小匙,胡椒粉少许。

做法

①黄豆洗净,浸泡12小时,捞出,用沸水焯烫,除去豆腥味;大米投洗干净,浸泡30分钟;豌豆粒焯水烫透备用。

②锅中放入大米、黄豆、清水,上旺火煮沸,转小火慢煮1小时。

③待粥黏稠时,下入咸鱼、豌豆粒及调味料,搅拌均匀,撒上葱花、姜丝即可。

功效 这道粥对于口腔溃烂、牙龈肿痛、口臭及便秘等都甚有功效,适合夏季食用。

荷叶冬瓜粥

原料 粳米100克,荷叶1张,冬瓜200克,精盐3克,味精1克,香油3毫升。

做法

①冬瓜去皮,洗净切块,荷叶洗净切碎。粳米淘洗干净,同冬瓜一起放于沙锅中。

第二章 粥膳与季节调理

②往锅中注入适量清水,大火烧开,再放入荷叶。

③转用小火慢熬至粥成时,下精盐、味精,淋香油调匀即可。

功效 这道荷叶冬瓜粥具有清热解毒、利水消痰、除烦止渴、祛湿解暑之功效,尤其适合盛夏炎热时之用。

绿豆百合解暑粥

原料 莲子20克,绿豆50克,百合30克,白豆蔻3克,麦冬25克,粳米100克。

做法

将所有材料用水洗净,加水同煮,煮烂后熄火,放温后即可食用。

功效 清解暑热,清心润肺。本膳适用于口渴、食欲不振、睡眠不佳者。

杏仁川贝百合粥

原料 粳米50克,杏仁、百合各30克,川贝母15克,冰糖适量。

做法

①将杏仁、百合、川贝母洗净,装入已经消毒的布袋里;粳米淘洗干净。

②将药袋放入锅中,加适量清水。煎煮约半小时,取汁备用。

③将粳米放入锅中,倒入药汁及适量清水,熬煮成粥,加入冰糖调味即可。

功效 杏仁具有生津止渴、润肺定喘的功效;川贝有清热化痰、润肺止咳的作用;百合味苦性平,利大小便、补中益气,此粥适合大暑天食用。

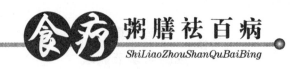

香蕉糯米粥

原料 香蕉3个，糯米100克，白糖适量。

做法

①将米洗净，放入开水锅里，大火烧开。

②香蕉去皮，切丁，和冰糖一起放入锅内，熬成粥即可。

功效 清热润肠。

百合雪梨粥

原料 雪梨1个，百合20克，糯米90克，冰糖20克。

做法

①雪梨皮洗净，切小块，百合泡发洗净，糯米淘洗干净，泡发半小时。

②锅置火上，注入清水，放入糯米，用大火煮至米粒绽开。

③放入雪梨、百合，改用小火煮至粥成，放入冰糖熬至溶化后即可。

功效 此粥凉而不寒，滋而不腻，实在是消暑滋补的佳品。

香芒枸杞粥

原料 糯米、芒果各100克，枸杞子10克，冰糖10克。

做法

①糯米淘洗干净，泡透备用；芒果去皮、去核，取肉切成小丁；枸杞子泡洗干净。

②锅中倒入适量水，放入糯米煮开，转小火煮25分钟，加入芒果肉、枸杞子、冰糖再煮3分钟即可食用。

功效 抗脂质过氧化，保护神经元，延缓细胞衰老提高脑功能。祛痰止咳，对咳嗽气喘等有辅助食疗作用。

第二章 粥膳与季节调理

荷叶扁豆薏米粥

原料 扁豆1大匙，荷叶半张，薏米、红豆各2大匙，山药15克，木棉花15克，灯心草少许。

做法

①红豆洗净；薏米淘洗干净，备用。

②所有材料一同放入锅中，加适量水，以慢火煮粥，煮至红豆熟透即可。

功效 消暑、祛湿，可用作夏季之清暑食品。

板栗桂圆粥

原料 板栗10个，桂圆肉60克，大米50克，白糖适量。

做法

①板栗洗净，浸泡3小时，剥壳备用，大米洗净，浸泡半小时。

②锅中加入适量水，放入大米和板栗大火煮开，改小火煮40分钟。

③放入桂圆肉和白糖继续煮10分钟即可。

功效 补心益肾，宁心安神，健脑益智。适用于夏季因燥热而引起的头昏头晕、记忆力下降等。

丝瓜虾米粥

原料 大米80克，丝瓜40克，虾米15克，精盐1茶匙（约5克），葱花少许。

做法

①大米淘净用清水浸泡30分钟。

②虾米洗净沥干；丝瓜去皮去瓤，切细丝备用。

③锅中加入适量清水，倒入泡好的大米，大火煮沸后转小火熬煮20分钟，再加入丝瓜丝继续煮10分钟至粥黏稠。

④出锅前放入虾米，调入精盐，撒上葱花，搅拌均匀即可出锅。

功效 丝瓜性味甘平、清热解

毒、凉血止血。虾米具有补肾壮阳、通乳的功效，与丝瓜搭配，可以滋肺阴、补肾阳，常吃对身体健康极为有利。

☕ 山药蜂蜜粥

原料 山药200克，大米100克，蜂蜜适量，食用油适量。

做法

①将山药去皮洗净，切成小块；大米洗净，浸泡一段时间。

②油锅烧热，放入山药略炒，加入蜂蜜煮至熟，盛出。

③将大米和水放入锅中以文火慢慢熬煮，待粥成时加入山药再煮开即可。

功效 山药具有健脾、补肺、固肾、益精等功效，与具有清热解毒作用的蜂蜜同煮成粥，可润燥除烦。

第三节 秋季养生粥膳

秋季养生特点

秋季，自然界的阳气渐收，阴气渐长，万物成熟，果实累累。此时，人体阴阳的代谢也开始阳消阴长。所以，秋季养生就要适应自然环境的变化，以养收为原则。

秋季气爽宜人，但气候渐转干燥，日照减少，气温渐降，会对人体带来一定影响。秋季人的情绪不太稳定，心情烦躁，也易于悲愁伤感。人们要保持神志安宁，减缓秋季肃杀之气对人体的影响，收敛神气，以适应秋季季节的特征。现代医疗气象学家认为，入秋以后，人们应及时调整生活习惯，合理安排饮食，避免天气变化对人体健康造成影响，平安度过"多事之秋"。

秋季养生方法

秋季天高气爽，空气干燥，气温逐渐降低，天气忽冷忽热，变化急剧。因此饮食保健当以润燥益气为中心，以健脾、补肝、清肺为主要内容，以清润甘酸为大法，以寒凉调配为要。应贯彻"少辛多酸"的原则，肺主辛味，肝主酸味，辛味能胜酸，故秋季要减辛以平肺气，增酸以助肝气，以防肺气太过胜肝，使肝气郁结。

秋季推荐食材

梨、百合、花生、银耳、红枣、菊花、板栗、蜂蜜、枸杞子、莲子。

芝麻板栗粥

原料 大米100克，芝麻10克，板栗50克，蜂蜜1汤勺（约15毫升）。

做法

①大米淘净用清水浸泡30分钟，板栗去壳，碾碎备用。

②锅中倒入适量清水，倒入已经泡好的大米，大火煮沸后加入板栗，改小火慢熬25分钟至粥黏稠，撒入芝麻即可出锅。

③待粥稍凉后调入蜂蜜即可食用。

功效 芝麻性滋润、味甘淡，既补脾胃，又能养肺润肠，可防治秋燥带来的肺及胃津液不足；板栗味道甘美，具有良好的养胃健脾、补肾强筋、活血止血的作用；两者搭配熬粥，特别适宜在秋季用来调理脾胃。

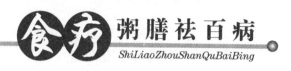

山楂红枣莲子粥

原料 山楂 80 克，红枣 30 克，莲子 50 克，粳米 80 克。

做法

①先将山楂、红枣、莲子洗净，放入加有适量清水的锅中煮至莲子熟。

②再将大米淘洗净，放入锅中一起煮成稠粥即可。

功效 养心安神，明目，补中养神，健脾补胃，适合秋季调理之用。

丝瓜豆粥

原料 丝瓜 50 克，糯米 50 克，绿豆 25 克。

做法

①将糯米与绿豆浸泡洗净，放入锅内加适量开水烧开，改为小火煮熬。

②将丝瓜洗净去皮，切成小丁，待米粒开花时，将丝瓜加入粥内，煮至粥稠即可。

功效 益脾胃，清热化痰，凉血解毒。

桑葚粥

原料 桑葚 50 克，糯米 80 克，冰糖适量。

做法

①桑葚浸泡洗净，糯米洗净浸泡 3 小时。

②再将糯米连水一起放入锅中以大火烧开后，转小火慢慢熬煮。

③待粥将成时加入桑葚、冰糖即可。

功效 具有补肝益肾、生津润肠、滋阴润燥等功效。

第二章 粥膳与季节调理

黄豆桂圆粥

原料 大米150克,桂圆100克,鲜姜50克,黄豆适量,蜂蜜1大匙。

做法

①大米淘洗干净,浸泡30分钟;桂圆、黄豆泡水洗净;鲜姜洗净,磨成姜汁备用。

②将大米放入锅中,加适量清水,大火烧沸;转小火,加入桂圆、黄豆及姜汁,搅匀,煮至软烂。服用时加入蜂蜜即可。

功效 桂圆有滋补强体、补心安神、养血壮阳、益脾开胃、润肤美容的功效。桂圆与健脾利湿的黄豆同食,具有益气养心、防湿的功效,是初秋时节的食疗佳品。

杞莲宁神粥

原料 枸杞子30克,莲子30克,百合30克,茯苓粉10克,糯米100克,白糖20克。

做法

①将百合、莲子用温水泡透洗净,加水煮熟。

②加入洗净的糯米、枸杞子共煮。

③至粥将成时,加入茯苓粉边加边搅,再煮约15分钟,加入白糖调味即可。

功效 益肾健脾,宁心安神。适用于病后体虚所致的头目眩晕、心悸失眠、不思饮食、脾虚泄泻、更年期综合征、神经衰弱等症。

山药杂粮粥

原料 鲜山药100克,紫米50克,薏米20克,麦冬15克,红枣10粒,莲子适量,冰糖适量。

做法

①将鲜山药、红枣、麦冬、

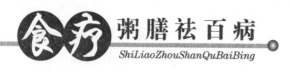

莲子均洗净；紫米、薏米淘洗干净。

②将所有材料与冰糖一起放入沙锅中，加清水适量，先用大火煮开，再用小火慢慢熬1.5小时左右即可食用。

功效 此粥包含了滋阴润燥的山药以及健脾益气的各种杂粮，久服有改善消化功能、调节不良情绪、使面色红润等功效。适用于烦躁失眠、皮肤干燥、食欲不振等症的辅助治疗。

腐皮白果粥

原料 豆腐皮100克，白果15克，粳米100克。

做法 白果去壳及心，与豆腐皮、粳米加水同煮至粥成即可。

功效 益气健脾，润肺平喘。适用于肺气虚所致的咳喘气短，动则加重，痰白而稀，神疲乏力等症。

豆腐虾仁芹菜粥

原料 大米100克，豆腐1块，虾仁100克，芹菜1根，葱花、姜末各适量，精盐1小匙，高汤1碗，料酒1小匙，胡椒粉适量。

做法

①大米淘洗干净；豆腐切成条状；虾仁处理干净；芹菜洗净，切成末。

②锅置火上，放油烧热，放入葱花、姜末爆香，再加入虾仁，淋上料酒爆炒。

③大米加水煮成白粥，加入高汤，再放入虾仁、豆腐条一起熬煮至入味，搅拌后关火，撒上精盐、胡椒粉及芹菜末即可。

功效 虾仁营养非常丰富，同时具有较高的药用价值，有健胃利血、清肠利便、润肺止咳、降低血压、健脑镇静的作用，对高血压、血管硬化、神经衰弱等有辅助治疗作用。

第二章 粥膳与季节调理

鸡蛋糯米粥

原料 鸡蛋2个，糯米半杯，白糖1大匙。

做法
①糯米淘净；鸡蛋敲破，打散。
②糯米放入锅中加适量水煮粥。
③粥将熟时，放白糖，淋入鸡蛋，稍煮即可。

功效 此粥具有宣肺利咽、滋阴润燥、补血健体的功效。适用于热烦燥咳、目赤咽痛、月经不调、体弱血虚等症，十分适合秋燥时节食用。建议空腹服用此粥。

鲫鱼香菇粥

原料 糯米100克，鲫鱼100克，新鲜香菇50克，精盐适量。

做法
①糯米淘洗干净，加水用大火煮开，煮开后转小火煮20分钟。
②香菇洗净，切薄片。
③鲫鱼宰杀去内脏，洗净，一起加入煮好的糯米中。
④续煮15分钟，粥熟时拣去鲫鱼骨，加入精盐调味即可。

功效 糯米是"补脾胃、益肺气"之谷；鲫鱼有益气健脾、清热解毒的功效；香菇具有补肝肾、健脾胃、益气血等功效。三种性平、健脾胃、益气血的食物合用，温而不火，补而不燥。

甘蔗枸杞粥

原料 粳米80克，枸杞子适量，甘蔗汁200毫升。

做法
①粳米淘洗干净，放入清水中浸泡半小时，枸杞子洗净。
②粳米、甘蔗汁放入锅中，加适量水煮粥。
③待粥将熟时，放入枸杞子煮熟即可。

功效 清热生津，养阴润肺。适用于肺燥咳嗽、热病津伤、心烦口渴、大便燥结等症，并能解酒毒。

糯枣羊肉温胃粥

原料 新鲜羊肉200克，糯米100克，红枣10颗，姜1片，精盐、味精、胡椒粉各适量。

做法

①将羊肉煮烂，切细；糯米淘洗干净；红枣洗净，去核，切细；姜去皮，洗净，切丝。

②将羊肉、糯米、红枣、姜丝放入锅中，加适量清水，煮粥。

③待粥煮熟后加入适量精盐、味精、胡椒粉调味。

功效 羊肉性温热，补气滋阴、暖中补虚、开胃健力；糯米具有健脾胃的功效。羊肉糯米加补血的红枣（最好再加入益气的黄芪），常服可温阳补气健胃，适合各种胃病患者食用。

什锦珍果粥

原料 大米、花生米、板栗仁、核桃仁、芸豆、红豆、果脯等各适量，白糖少许。

做法

①先将所有食材洗净，再将花生米和芸豆入锅中加水煮软，然后再放入板栗仁、红豆、大米、核桃仁同煮粥。

②直到煮至果酥米烂，再放入适量白糖提味，盛出后撒上切成小丁的果脯即可。

功效 此粥果仁种类多，含磷、钙、多种维生素等，营养丰富，味道香甜滑润。

木耳粥

原料 黑木耳15克，粳米30克。

做法

将黑木耳浸泡半日，与米同煮为粥即可。

功效 补气清肺，润燥利肠，凉血止血。

第二章
粥膳与季节调理

百合莲子雪梨粥

原料 百合 10 克，莲子 10 枚，雪梨 1 个，粳米 100 克，蜜糖适量。

做法

①将百合取瓣洗净，雪梨洗净切块，莲子泡发 2 小时后备用。

②将粳米淘洗干净，与莲子放入锅中先煮半小时，再放入百合、雪梨。

③烧沸后改用小火煮约半小时，最后调以蜜糖即可食用。

功效 此粥清心安神、滋阴润肺，尤适合秋季进补。

第四节 冬季养生粥膳

冬季养生特点

冬季是自然界万物闭藏的季节，气候寒冷、阴盛阳衰，人体受寒冷气温影响，机体的生理功能和食欲等均会发生变化。寒冷气候会影响人体的内分泌，人体的甲状腺素、肾上腺素等分泌增加，就会促进和加速蛋白质、脂肪、糖类三大类热源营养素的分解，以增加机体的御寒能力。人体的营养代谢加快，各种营养素的消耗量均有不同程度的增加。这样，就造成了人体热量散失过多。

冬季养生方法

冬季养生的基本原则是"藏"。中医认为，"肾主冬，肾欲坚，急食苦以坚之"。由于人体阳气闭藏后，新陈代谢就会相应降低，因而要依靠肾来发挥作用，以保证生命活动适应自然界的变化。因此，冬季养生应以养肾防寒为主，可常食温热滋补的食物，也可适当食用补益类的汤粥。

此外，冬季是麻疹、白喉、流感、腮腺炎、支气管哮喘、慢性支气

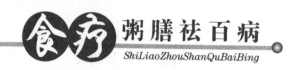

管炎等疾病的多发季节，因此要注意对这些疾病的防治，可选用一些能改善上述疾病的汤粥进行调理。

冬季推荐食材

萝卜、羊肉、牛肉、鲫鱼、豆腐、辣椒、桂圆、柑橘、玉米、虾。

牛肉山药粥

原料 大米80克，牛肉50克，山药30克，精盐1茶匙（约5克），料酒1/2汤勺（约8毫升），葱花、姜末少许。

做法

①将米淘净，洗净后用清水浸泡30分钟。

②将山药去皮，切丁备用；牛肉洗净，剁成肉末，加姜末、料酒和精盐略腌一下。

③将泡好的大米入锅，加入适量清水煮开，再放入山药，转小火同煮20分钟。

④加入腌制好的牛肉末煮熟，调入精盐搅拌均匀，出锅前撒上葱花即成。

功效 冬季食用此款粥，不仅暖胃，也能有效地提高机体的抗病能力，是该季节的滋补佳品。

桃仁红枣粥

原料 红枣100克，核桃仁50克，大米50克，桂圆肉适量，冰糖适量。

做法

①将红枣洗净，去核；大米淘洗干净。

②将红枣、大米、核桃仁、桂圆肉一同放入锅中，加入适量清水，大火烧开后，用小火煮约1小时。

③煮至成粥时，放入冰糖，融化后即可饮用。

第二章 粥膳与季节调理

功效 红枣有益气养血的功效，日常食用可以补血气、益五脏、悦颜色、抗衰老，并可预防输血反应，与桂圆和大米配成粥更可以延年益寿。

萝卜山楂粥

原料 大米80克，白萝卜40克，山楂20克，白砂糖1汤勺（约15克）。

做法

①大米淘净后用清水浸泡30分钟。

②白萝卜洗净，切细丝备用。

③将泡好的大米入锅，加入适量清水大火煮开，放入山楂，小火熬煮20分钟。

④加入切好的白萝卜丝，煮熟后调入白砂糖，搅拌均匀即可出锅。

功效 此粥具有促进胃酸分泌、帮助消化的功效，能有效缓解冬季常出现的肠胃问题。

糙米芝麻粥

原料 糙米100克，黑芝麻、白芝麻各30克，核桃仁50克，白糖适量。

做法

①黑芝麻、白芝麻、糙米、核桃仁洗干净，糙米浸泡1小时备用。

②所有材料一同入锅加水，中火煮沸，然后改小火熬煮1小时，最后加白糖拌匀即可。

功效 芝麻味甘性平，能补血、润肠、通乳、养发、补虚劳、润肌肤，可作为补品经常食用。

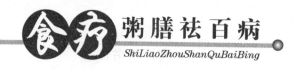

虾米粳米粥

原料 虾米30克,粳米100克,油、精盐、鸡精各少许。

做法

先将虾米用水浸泡30分钟,与洗净的粳米同入沙锅煮粥,食用时加入调味品即可。

功效 壮阳,补肾,通乳。

胡桃姜汁红枣粥

原料 糯米120克,胡桃仁100克,姜75克,红枣10颗,红糖适量。

做法

①红枣、胡桃仁均洗净;姜去皮磨成姜汁;糯米洗净,浸泡3小时。

②将糯米放入锅中,加入姜汁、红枣、胡桃仁和适量清水,以大火煮开。

③再转小火慢慢熬煮成粥,最后加入红糖煮匀即可。

功效 此粥具有促进血液循环、使气色红润的功效,可补气养血。

花生肉末粥

原料 大米100克,猪肉50克,花生仁60克,姜丝5克。

做法

①大米淘洗干净,猪肉洗净,切末,花生仁泡洗干净。

②锅炉中倒入适量水,放入大米煮开,加入花生仁同煮20分钟,加猪肉末、姜丝煮熟即可。

功效 此粥有调补五脏、补脾胃的功效,花生是养血生血的好材料,长食可延年益寿。

乌鸡肉粥

原料 大米100克，乌鸡150克，枸杞子少许，精盐5克。

做法

①大米洗净备用；乌鸡洗净，切块，焯水备用；枸杞子泡洗干净。

②锅中放入适量水，放入大米煮开，放入乌鸡块同煮25分钟，加入枸杞子、精盐再煮5分钟即可。

功效 乌鸡肉氨基酸含量高于普通鸡肉，铁元素含量也比普通鸡肉高很多，是营养价值极高的滋补品，也是冬季进补的好食材。此粥有辅助治疗虚弱劳损的作用。

红枣阿胶粥

原料 阿胶100克，红枣20克，大米150克。

做法

①把锅洗干净，置于灶上，阿胶放入锅里，加适量水煮至融化；红枣洗净。

②大米淘洗干净，控干水分，放入锅中，加适量水搅拌一下熬煮成粥。

③粥将煮熟时加入融化了的阿胶、红枣，搅拌均匀，煮至红枣熟烂即可。

功效 补血，益气，固精。经常喝这道粥，可提高抗寒能力。

牛肉胡萝卜鸡蛋粥

原料 大米80克，嫩牛肉100克，鸡蛋1个，胡萝卜丁少许，高汤适量，醪糟、酱油、淀粉、精盐各适量，胡椒粉、葱花各少许。

做法

①大米洗净浸泡半小时，牛肉切薄片，加入醪糟、酱油、淀粉腌10分钟。

②大米放锅中，加入高汤，以大火煮沸后，加入胡萝卜、牛肉改成小火熬成粥。

③磕入鸡蛋煮至熟，再加入精盐、胡椒粉调匀，最后撒上葱花即可。

功效 此粥是寒冬补益之佳品。

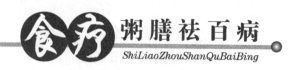

香蕉葡萄糯米粥

原料 糯米100克，香蕉1根，葡萄干20克，熟花生适量，冰糖适量。

做法

①糯米洗净后，用水浸泡1小时；香蕉剥皮，切成小丁；葡萄干洗净；熟花生去皮后再用刀剁碎。

②锅置火上，放入清水和糯米，大火煮开后转小火熬煮1小时左右。

③然后将葡萄干、冰糖放入粥中，熬煮20分钟后加入香蕉丁、花生碎即可。

功效 香蕉能润肺养阴、清热生津、润肠通便。葡萄干中含大量酒石酸，可助消化，适当多吃些葡萄干能健脾胃。

龙眼莲枣粥

原料 龙眼肉20克，莲子20克，红枣10枚，糯米100克，白糖15克。

做法

①莲子去芯，洗净；红枣去核；糯米洗净。

②将糯米、龙眼肉、莲子、红枣同放锅内，加水适量，用大火烧沸，再用小火煮30分钟，加入白糖即成。

功效 每日早餐食用有益心安神的作用。适用于心阴血亏、脾气虚弱、心悸、健忘、面黄肌瘦等症。

高良姜粥

原料 高良姜15克，陈皮2克，粳米100克。

做法

①将高良姜、陈皮洗净，加水煎煮取汁。

②与洗净的粳米同煮至粥成即可。

功效 温胃健脾，止痛。适用于胃脘疼痛、畏寒肢冷等症。

第二章
粥膳与季节调理

菠菜蛋粥

原料 米饭50克，鸡蛋1个，胡萝卜、菠菜各20克，精盐少许，肉汤2大匙。

做法

①将鸡蛋磕入碗中搅散；胡萝卜、菠菜均洗净，焯熟后切碎备用。

②坐锅点火，加入适量清水，先放入米饭、肉汤、胡萝卜、菠菜煮至粥将成，再放入蛋液搅散，然后撒入精盐调好口味，即可出锅装碗。

功效 滋阴润燥，养心安神。

腊八粥

原料 高粱米、大黄米、芸豆、红豆、红枣、花生、板栗仁、葡萄干各适量，蜂蜜少许。

做法

①用清水将高粱米、大黄米、芸豆、红豆、红枣、花生、板栗仁、葡萄干洗净。

②锅内加入清水，将所有材料放入锅中，小火熬煮3小时。

③食用时放少许蜂蜜调味即可。

功效 这道腊八粥含有丰富的维生素、纤维素、淀粉等营养成分，是一道很好的冬季养生粥。

皮蛋瘦肉粥

原料 大米200克，松花蛋1个，瘦猪肉50克，油条1根，葱末5克，精盐1/3小匙，鸡精1小匙，淀粉1/2小匙，绍酒、味精各少许。

做法

①将大米淘洗干净，浸泡30分钟，下入清水锅中烧沸，再转小火慢煮45分钟至粥成。

②松花蛋去皮、切瓣；猪肉洗净、切片，加入淀粉、绍酒、味精腌制15分钟；油条切段备用。

③将松花蛋、猪肉、油条放入大米粥内，再加入精盐、鸡精煮约15分钟，待汤汁黏稠时，撒入葱末，即可出锅装碗。

功效 营养全面，滋补养颜。

第三章
不同人群的养生粥膳

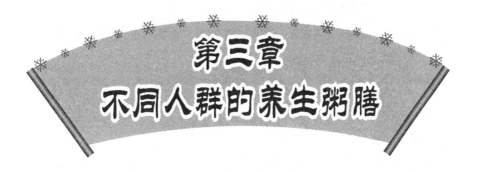

第三章
不同人群的养生粥膳

第一节 儿童

体质特点

中医认为,小儿阴阳生理平衡处于动态变化中,昼消夜长,发育不停,在变化中求平衡,所以有"脏腑娇嫩"、"易虚易实"的特点。

儿童的胃液酸度较成人低(为成人的65%~70%),消化能力较成人差,胃的容量不大,胃壁又薄,容易发生消化不良,故需注意饮食卫生和合理的营养。

有些家长喜欢给孩子购买高蛋白食品,认为这样有助于孩子健康成长,殊不知孩子的消化系统尚未发育成熟,营养过剩容易引起消化不良,引发多种疾病。所以,为了孩子的健康,做家长的千万不要一味给孩子吃高蛋白食品,以免酿成不可挽回的大错。

营养需求

儿童的饮食不要过精,营养也不宜过高,但要注意营养摄取的全面性,总的原则是做到荤素平衡,干稀交替,米面和粗粮搭配。一般每日主餐3次,期间可进食点心。儿童脏腑娇嫩,不宜过饱,要保证食物新鲜、品味清淡,避免食用过多甜、咸、油炸、辛辣的食物。

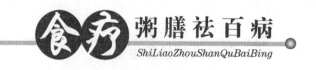

推荐食材

玉米面、燕麦、薯类、豆制品、畜肉、禽肉、胡萝卜、鸡蛋、核桃、西红柿、菠菜、海带等。

果蔬牛奶粥

原料 大米100克，牛奶、西红柿各30克，玉米粒25克，熟白芝麻5克，菠萝、香蕉各适量，白糖20克。

做法

①将香蕉、西红柿、菠萝洗净，取果肉切片。

②将大米淘洗干净后，用小火熬成粥。

③将所有果蔬放入粥中，加入牛奶搅拌均匀，煮沸，加入白糖、白芝麻，搅拌均匀即可。

功效 补充孩子所需的蛋白质、维生素，促进肠胃蠕动，帮助消化。

奶香蛋黄粥

原料 新鲜鸡蛋1个，大米50克，牛奶160毫升（或配方奶粉1小勺），精盐少许。

做法

①将大米洗净，用冷水浸泡1~2小时；鸡蛋洗干净，煮熟，取出蛋黄压成泥备用。

②将大米倒入锅里，加水，先用大火烧开，再用小火煮20分钟左右。

③加入蛋黄泥，用小火煮2~3分钟，边煮边搅拌，加入牛奶（或配方奶粉）调匀，加入精盐调味即可。

功效 牛奶中含有丰富的钙，蛋黄中含有一定量的维生素D，二者搭配能够有效地提高钙的吸收率，非常适合缺钙儿童（尤其是婴幼儿）食用。

第三章
不同人群的养生粥膳

肉末豆腐粥

原料 嫩豆腐100克，猪瘦肉50克，大米50克。

做法

①豆腐洗净后切成小丁，瘦肉洗净，剁成细末。

②大米淘净后浸泡半小时，再入锅中加水煮粥，至粥快成时放入豆腐丁和肉末。

③边煮边用勺子搅动，煮至肉烂粥黏稠即可。

功效 补充人体必需的多种微量元素及蛋白质，促进儿童牙齿及骨骼发育，是儿童补充营养的食疗佳品。

鸡腿粥

原料 大米150克，卤鸡腿100克，葱花、姜末各少许，精盐、味精各1/3小匙，胡椒粉适量，高汤250毫升。

做法

①将卤鸡腿去骨、取肉，切成细条；大米淘洗干净备用。

②锅中加入适量清水，先下入大米、鸡肉、高汤、精盐、味精、胡椒粉烧沸。再转小火熬至米粥黏稠，然后撒上葱花、姜末，即可出锅。

功效 解毒强体，有益于儿童生长发育。

菠菜枸杞粥

原料 菠菜100克，枸杞子15克，小米100克，精盐、香油各少许。

做法

①将菠菜去杂，洗净，放入开水锅中略微余烫，捞出，切小段。

②小米淘洗干净，备用。

③将小米、枸杞子放入沙锅，加适量清水，置火上。

④大火煮沸后，改用小火煨煮1小时。

⑤待小米酥烂，放入菠菜段，搅拌均匀；加入精盐调味，淋入香油，搅拌均匀即可。

功效 滋养肝肾，补血健脾。对儿童生长期贫血尤为适宜。

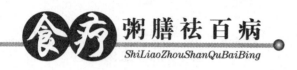

土豆蛋黄粥

原料 粳米50克，土豆35克，牛奶30毫升，熟鸡蛋黄20克，精盐少许。

做法

①将土豆去皮、洗净，放入锅中蒸熟，取出后捣烂成泥，再加入熟鸡蛋黄搅匀备用。

②锅再上火，下粳米煮至粥将成，加入牛奶、土豆泥小火熬至黏稠，再放入精盐调匀，即可出锅装碗。

功效 有效预防肠道疾病。

松仁红枣糯米粥

原料 松仁15克，红枣6克，柏子仁15克，糯米100克，蛋清1份，冰糖适量。

做法

①松仁、红枣分别用清水洗净，柏子仁用纱布袋包起来，蛋清打散备用。

②糯米洗净泡2小时，和松仁、红枣、柏子仁一起放入锅中，加入1000毫升水，熬煮成粥状。

③取出柏子仁袋后，加入冰糖拌至溶化，再将打散的蛋清淋入，搅拌均匀即可。

功效 开胃、增进食欲，帮助儿童脑部发育。

胡萝卜玉米碴粥

原料 玉米碴、胡萝卜各100克。

做法

①胡萝卜洗净切片备用；玉米碴洗净。

②将玉米碴放入锅中，倒入适量水煮至八成熟，再将切好的胡萝卜片放入，煮至胡萝卜熟即可。

功效 消食化滞，健脾止痢。

第三章
不同人群的养生粥膳

核桃花生粥

原料 大米、花生、核桃各50克,白糖少许。

做法

①将大米淘洗干净;花生去壳,洗净,用刀在砧板上拍碎;核桃去壳,取核桃仁切碎。

②将大米和花生一起放入锅中,加适量清水,煮粥。

③煮至八成熟时,放入碎核桃仁。

④将所有材料用小火煮至软烂,加入少许白糖调味即可。

功效 花生和核桃都含有丰富的锌,两者一起煮粥,能增强儿童的记忆力。

香菇豌豆粥

原料 豌豆100克,香菇40克,大米80克。

做法

①大米淘净,加水浸泡半小时;豌豆洗净;香菇洗净后切粒。

②锅中加适量水和大米、香菇、豌豆熬煮粥,至豆烂粥稠即成。

功效 加速伤口愈合,维持正常生长及神经系统运作。补充多种维生素及微量元素。

丝瓜虾仁粥

原料 丝瓜20克,虾仁1小匙,糙米2大匙,精盐适量。

做法

①将糙米清洗3次;虾仁洗净;丝瓜去皮,洗净,切成小丁。

②将糙米和虾仁放入锅中,加2碗水,用中火煮15分钟成粥状。

③放入丝瓜丁,稍煮一会儿,加入适量精盐调味即可。

功效 糙米富含糖类,能为青少年的身体及大脑发育补充能量。虾仁和丝瓜,一荤一素,营养全面丰富,可为青少年大脑提供充足的营养。

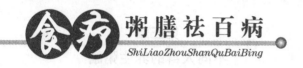

金针菇糯米粥

原料 金针菇、糯米各适量，葱花少许，精盐适量。

做法

①挑选干净无霉变的金针菇适量，洗净；糯米淘洗干净。

②金针菇放入开水锅中余烫至熟，捞出，备用。

③另起一锅，将糯米与适量水放入锅中煮粥，将熟时放入葱花、精盐搅拌均匀。

④最后将金针菇放入粥锅，再焖一会儿即可。

功效 提高儿童智力，促进儿童生长发育。适用于儿童发育迟缓、智力低下等症。

另外，金针菇还是调理便秘的理想食材。

第二节 成年女性

体质特点

从18周岁左右到开始进入更年期前这个阶段被称做成熟期。在这个时期，女性与男性在身体结构和生理功能方面均存在一定差异，如女性的皮肤比较细嫩、白皙、更易受到外环境的侵害，女性的大脑与男性相比，分泌的血清素更少，易受到忧郁情绪的影响。

营养需求

女性一生中有月经、妊娠、分娩、哺乳等生理现象，因此，女性更要注意饮食的调理。女性平时不宜太过节食，要注意多摄入蔬果等多纤维食物，保持适量运动，使自己健康美丽。

第三章 不同人群的养生粥膳

推荐食材

各种豆类及豆制品、畜肉、鱼、鸡蛋、核桃、杏仁、百合、芹菜、红枣、莲藕、木瓜、银耳、南瓜、胡萝卜、山药等。

薏米南瓜粥

原料 薏米150克,南瓜300克。

做法

①将薏米淘洗干净,放入清水中浸泡12小时;南瓜洗净,去皮及瓤切片备用。

②坐锅点火,加入适量清水,先下入薏米煮约1小时,再放入南瓜片续煮15分钟,待南瓜软烂、米粒开花时,即可装碗上桌。

功效 滋补养颜,促进消化。

银耳燕麦粥

原料 燕麦片100克,胡萝卜30克,银耳20克,葡萄干、枸杞子各10克,白糖适量。

做法

①银耳泡水、洗净,切小块;胡萝卜洗净,切丁;葡萄干、枸杞子洗净,泡软。

②锅置火上,放入银耳、胡萝卜,加水煮沸,放入燕麦片,再煮30分钟;加入枸杞子,煮10分钟。在粥内拌入白糖,撒上葡萄干即成。

功效 补脾养心,调中补虚。此粥富含维生素和矿物质,且热量不高,适合纤体养颜。

香椿芽粥

原料 大米150克,香椿芽80克,精盐少许。

做法

①将大米淘洗干净,放入清水中浸泡30分钟;香椿芽去老叶,

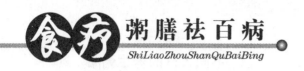

洗净,放入沸水锅中焯烫一下,捞出沥干备用。

②坐锅点火,加入适量清水,先下入大米煮至粥将成,再放入香椿芽、精盐煮匀,即可装碗上桌。

功效 细腻肌肤,有效减肥。

羊骨红枣粥

原料 羊骨500克,大米80克,红枣30克,精盐适量,葱段、姜片各少许。

做法

①大米淘净浸泡半小时,红枣泡发洗净。

②将新鲜羊骨洗净,然后捶碎,锅中加适量水烧沸,下入葱段、姜片和羊骨碎一起熬汤,然后弃骨留汤。

③将大米、红枣一同入羊骨汤中熬煮粥,至粥成后加入适量精盐调味即可。

功效 滋肾,养血,止血,可以缓解并改善肾虚血亏等症状,对妇女脏躁症有食疗作用。

黄瓜雪梨糯米粥

原料 糯米100克,雪梨1个,黄瓜1根,山楂糕1块,冰糖1大匙。

做法

①糯米淘洗净,用清水4杯浸泡6小时;雪梨去皮、核,洗净切块;黄瓜洗净,切条;山楂糕切条,备用。

②糯米入锅中,加水,大火煮开,转小火煮40分钟,注意搅拌,不要糊底,煮成稀粥。

③将雪梨块、黄瓜条、山楂条下入粥锅中,拌匀,用中火烧沸。加冰糖调味即可。

功效 此粥含丰富的维生素,具有养发护发、生津润燥、清热化痰、促进食欲的功效。

第三章 不同人群的养生粥膳

胭脂菜粥

原料 胭脂菜 100 克，粳米 100 克，精盐 5 克。

做法

①粳米淘洗干净，用冷水浸泡半小时，捞出，沥干水分。

②将胭脂菜择洗干净，细切。

③取锅放入冷水、粳米、胭脂菜，先用旺火煮沸，再改用小火熬煮至粥成，调入精盐后即可食用。

功效 滑肠，凉血，清热解毒，防止肥胖。

首乌红枣粥

原料 大米 80 克，红枣 20 克，首乌 15 克，白砂糖 15 克。

做法

①大米淘净后用清水浸泡 30 分钟。

②红枣去核洗净；首乌洗去表面浮尘，沥干备用。

③将泡好的大米入锅，加入适量清水，大火煮沸，放入红枣和首乌同煮 25 分钟。

④调入白砂糖，搅拌均匀即可出锅。

功效 首乌性温，能够滋养头发，赋予秀发深层营养，使秀发强韧不易折断。

小麦糯米粥

原料 糯米 80 克，小麦 50 克，白糖适量。

做法

①糯米、小麦分别淘洗干净，浸泡 2 小时。

②将糯米、小麦与适量水一同放入锅中煮粥，粥熟后关火。

③食用时，可根据个人口味调入白糖。

功效 养心安神，健脾暖胃，补虚益气。对于小儿脾胃虚弱、自汗神疲有较好的食疗作用，女性如有心神不定、神经衰弱等症也可常食此粥。

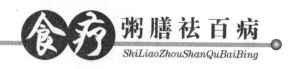

核桃小米粥

原料 糯米 40 克，小米 40 克，核桃 30 克，蜂蜜 1 汤勺（约 15 毫升）。

做法

①小米、糯米淘净（洗净后糯米用清水浸泡 3 小时以上）。

②核桃去壳，碾碎备用。

③把糯米放入锅中，加适量清水，煮沸后倒入小米和核桃碎仁，转小火共同熬煮 20 分钟。

④出锅稍微晾凉后加入蜂蜜，搅拌均匀即可食用。

功效 核桃堪称"抗氧化之王"，经常食用核桃，既能健身体，又能抗衰老；小米中含有类雌激素物质，有保护皮肤、延缓衰老的作用。两者搭配食用，效果明显。

补血益颜粥

原料 紫米 100 克，红枣 40 克，枸杞子 15 克，红糖 30 克。

做法

①将红枣、枸杞子、紫米分别洗净，红枣去核，紫米用清水浸泡 3 小时。

②锅中放入适量清水，将紫米放入，大火煮沸，烧开后改用小火煮约 20 分钟。

③放入红枣煮 20 分钟后，放入枸杞子再煮 10 分钟，煮至米烂粥稠，加入红糖调匀即可。

功效 迟缓衰老、补血补气、长食则面色红润，气色动人。

蜜枣桂圆粥

原料 粳米 100 克，桂圆 50 克，红枣 10 颗，姜、蜂蜜各适量。

做法

①粳米淘洗干净，用冷水浸泡半小时，捞出滤干水分。

②红枣洗净，去核；桂圆去

第三章 不同人群的养生粥膳

壳；姜去皮，磨成姜汁备用。

③粳米放入锅中，加入适量水烧沸，加入红枣、桂圆和姜汁煮至软烂，再调入蜂蜜，搅拌均匀，即可盛起食用。

功效 补血养颜，防止皮肤干燥、老化。

木瓜粥

原料 粳米100克，木瓜200克，白糖适量。

做法

①将木瓜冲洗干净，用冷水浸泡后，上笼蒸熟，趁热切成小块。

②粳米淘洗干净，用冷水浸泡半小时，捞起，沥干水分。

③锅中加入约1000毫升冷水，放入粳米，先用大火煮沸后，再改用小火煮半小时，放入木瓜块，用白糖调好味，续煮至粳米软烂，即可盛起食用。

功效 木瓜自古就是第一丰胸佳果，因为木瓜中所含的木瓜酶对乳腺发育很有助益，另外，木瓜酵素中含丰富的丰胸激素及维生素A等养分，能刺激女性激素分泌，以达到丰胸的目的。

第三节 成年男性

体质特点

成年男子的身体状况基本定型。多数男性所受到的社会压力较大，易造成进食过饥过饱，影响肠胃功能，加上吸烟饮酒，大大增加了男性患病风险。

营养需求

男性饮食不仅要注意降低脂肪、胆固醇的摄入，还应关注抗氧化

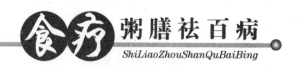

剂、维生素和微量元素的摄取。多食用富含 B 族维生素的食物,有抗压力侵袭的作用。特别要注意的是,锌在维持男子生殖系统的完整结构和功能上起着重要作用,所以在膳食中应经常食用富含锌的海产品。

推荐食材

花菜、青椒、橙子、葡萄、西红柿、黄豆、海产品、黑木耳、萝卜、香菇、牛奶、虾、骨头汤等。

鹌鹑粥

原料 大米 200 克,鹌鹑 1 只,虾米 20 克,姜丝 10 克,精盐适量,香油 1 大匙。

做法

①将鹌鹑宰杀后洗涤整理干净,切成小块,加入香油、姜丝、精盐拌匀;大米淘洗干净备用。

②坐锅点火,加入适量清水,先下入大米,旺火烧沸后转小火煮至粥将成,再下入鹌鹑、虾米熬煮 20 分钟至粥熟,即可出锅食用。

功效 养肾壮阳,强体补虚。

板栗猪腰粥

原料 板栗 50 克,猪腰 1 个,粳米 100 克,葱、姜各少许,料酒 2 大匙,精盐适量。

做法

①将板栗去皮,切碎粒;猪腰洗净,切薄片,待用。

②将猪腰片入沸水中,加料酒汆烫一下,捞出,备用。

③粳米用清水反复淘洗干净,除去杂质,与板栗粒、猪腰片共同放入沙锅中,加清水适量,加入葱、姜末熬煮为稠粥,出锅前加入精盐调味即成。

功效 养阴补肾。适用于肾虚热而性欲较差的男性食用。

第三章
不同人群的养生粥膳

韭菜虾仁粥

原料 鲜虾仁、韭菜各30克,粳米100克,姜末少许,精盐适量。

做法

①将鲜虾仁洗净,切成碎末,待用;韭菜洗净,切成小段,待用。

②将粳米淘洗干净,直接放入锅内,加适量清水。置大火上烧沸,加入虾末共煮粥,待粥将熟时,放入姜末、韭菜段、精盐,再烧开,即可供食用。

功效 虾有壮阳益肾、补精的功效,韭菜是有名的壮阳食物,两者合用,则补肾壮阳功效倍增。

莲子芡实粥

原料 莲子50克,芡实15克,大米100克。

做法

①莲子、芡实分别洗净,芡实放水中浸泡3小时;大米淘洗干净。

②将莲子、芡实、大米放入锅中加入适量水(多放一些,不要使粥过黏),熬煮约40分钟即可。

功效 健脾宁心,收敛固精,健脾补肾。常食能够解压力,防止因工作紧张造成失眠等不适症状。

黑豆泥鳅粥

原料 黑豆50克,泥鳅200克,瘦肉120克,大米100克,精盐少许,姜片适量。

做法

①泥鳅处理干净,瘦肉剁成碎末;黑豆、大米分别淘洗干净,浸泡半小时。

②黑豆加适量水入锅中,煮熟后放入大米,待煮至米粒软烂时放入泥鳅、肉末和姜片,煮至泥鳅熟烂。

③出锅时加精盐调味,即可食用。

功效 养肾滋阴,对男性阳痿有较好的食疗作用。

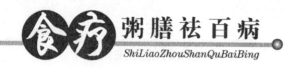

苁蓉羊肉粥

原料 肉苁蓉15克，羊肉、粳米各100克，精盐、姜末、葱花各少许。

做法

①分别将肉苁蓉、羊肉洗净切细丝，粳米淘洗干净。

②先用沙锅煎肉苁蓉取汁，去渣，再放入羊肉丝、粳米同煮。

③待沸后再加入精盐、葱花、姜末调味，煮成稀粥即可。

功效 补精血，益肾阳，强筋骨，通便秘。

鸡丝枸杞养心粥

原料 粳米100克，鸡肉150克，草果15克，枸杞子10克，精盐适量。

做法

①粳米洗干净，用冷水浸泡2~3小时，捞出。

②鸡肉洗净、切丝；枸杞子洗净，用温开水泡软。

③将粳米和草果放入锅中，加适量水，用大火煮开，放入鸡丝后用小火慢煮。

④待粥再滚时，加枸杞子、精盐，然后稍焖片刻，即可食用。

功效 降低血脂、血压、血液黏稠度，润肠通便，改善睡眠。

山楂莲子红枣粥

原料 大米、糯米各50克，山楂、莲子各20克，红枣、冰糖各15克。

做法

①大米、糯米淘净（洗净后大米用清水浸泡30分钟，糯米用清水浸泡3小时以上）。

②莲子洗净去芯，红枣洗净去核，与山楂一起放进温水中浸泡15分钟。

③将泡好的大米和糯米入锅，

第三章
不同人群的养生粥膳

加入适量清水煮开,倒入莲子、红枣煮20分钟;再加入山楂共同熬煮10分钟。

④调入冰糖,搅拌均匀至其溶化即可出锅。

功效 红枣性温味甘,有补中益气、养血安神、缓和药性的功效,与莲子、糯米、山楂同食,具有补脾养胃、涩肠固精、开胃消食等功效。

海苔菠菜粥

原料 大米50克,海苔少许,菠菜3棵。

做法

①大米淘净,用水浸泡半小时;将菠菜用开水烫熟后沥干水分,切成长短合适的段,海苔用手撕碎;

②将大米和适量水放入锅内,煮至水开时改小火熬煮,待米烂粥稠时把海苔和菠菜放入锅里,再稍煮一会即可。

功效 有效预防神经老化,调节机体的新陈代谢。男性食用可增强机体免疫力。

芡实茯苓粥

原料 大米150克,芡实粉、茯苓粉各50克,精盐少许。

做法

①将芡实粉、茯苓粉放入温水中搅拌成糊;大米淘洗干净,捞出沥干备用。

②坐锅点火,加入适量清水,先下入大米用旺火煮沸,再加入双粉糊,转小火慢煮至粥将成,然后加入精盐调好口味,即可出锅食用。

功效 补脾止泄,益肾固精。

菟丝子粥

原料 粳米100克，菟丝子30克，白糖适量。

做法

①粳米洗净，用水泡半小时，捞出沥干水分。

②将菟丝子洗净研碎放入锅中，加水煮开15分钟后，滤渣加入粳米，用大火煮开再改小火煮至成粥，然后加白糖调味即可食用。

功效 补肾养肝，温脾助胃，有益精髓、壮筋骨、止遗泄的作用。

核桃仁粥

原料 核桃200克，大米80克，白糖少许。

做法

①将核桃拍碎，取仁洗净备用。

②将大米洗净后浸泡1小时。

③将核桃仁与大米加适量水放入锅中，用旺火烧开，转小火熬煮成稀粥，调入白糖即可。

功效 补肾温肺，润肠通便。适用于肾阳虚衰、腰痛脚弱、小便频数、肺肾不足、虚寒喘咳、肺虚久咳、气喘等症，对男性阳痿遗精也有一定疗效。

第四节 产妇

体质特点

妇女从妊娠开始到产后哺乳终止期间，由于孕育胎儿、分娩及分泌乳汁的需要，母体要经受一系列的生理调整过程，对多种营养素的需求都会增加，且各个时期不尽相同。

第三章 不同人群的养生粥膳

营养需求

孕早期每天应补充340克优质蛋白质，适量吃海产品以维持碘和锌的摄入，多食牛奶、奶制品及富含叶酸的食品。孕中期应多食富含纤维素的食品，注意补钙补铁。主食方面可选择米面与杂粮搭配，副食方面要荤素搭配，全面多样。孕晚期要适量增加豆类及海产品，多吃鱼、核桃、花生、芹菜等。注意精盐和水的摄入量，防止浮肿。产后，新妈妈要注意补充营养。以改善在分娩时营养流失及气血亏虚的情况。

推荐食材

芦笋、柚子、青椒、胡萝卜、韭菜、动物肝脏、海产鱼类、水果、肉类、奶制品等。

鲤鱼糯米粥

原料 鲤鱼约500克，苎麻根20克，糯米50克，葱、姜、油、精盐各适量。

做法

①取苎麻根加200毫升水，煎至100毫升，去渣取汁。

②将鲤鱼去杂，洗净切片，放入锅中煮汤，再加入药汁。

③糯米洗净后放入鱼汤和药汁中，加入葱、姜、油、精盐，以文火煮成稀粥即可。

功效 安胎，止血消肿。

蜂蜜老藕粥

原料 蜂蜜、鲜老藕、粳米各100克。

做法

①将鲜老藕洗净，去节，切成薄片。

②将鲜老藕与粳米一同加水熬粥，加蜂蜜，调匀。

功效 具有清热静心、安胎保胎的作用。

奶香燕麦粥

原料 大米60克，燕麦片50克，鲜牛奶1袋（约200克），白糖适量。

做法

①大米淘洗净，与适量清水一同放入锅中，大火煮沸后转小火煮约20分钟至粥稠。

②加入鲜牛奶，以中火煮沸，再加入燕麦片，搅拌均匀，熟后以白糖调味即可。

功效 补充钙质与蛋白质，促进胎儿牙齿及骨骼的生长发育。

糯米板栗粥

原料 糯米60克，板栗10个，冰糖适量。

做法

①板栗去壳、去皮，洗净备用。

②糯米用清水浸泡30分钟。

③将糯米和板栗同煮，开锅后小火煮20分钟，加适量冰糖即可食用。

功效 这道粥能养胃健脾、补肾强筋骨，很适合怀孕早期全身无力、疲倦虚弱的准妈妈食用。

鲢鱼小米粥

原料 鲢鱼1条，丝瓜仁10克，小米半杯。

做法

①小米淘洗干净，与适量水一同放入锅中煮粥。

②鲢鱼除去内脏、鱼鳞洗干净。

③待小米刚刚煮沸时，将鲢鱼及丝瓜仁放入锅中再煮，至粥熟即可。

功效 通经下乳，改善产后乳少等症。建议空腹喝粥吃鱼。

第三章
不同人群的养生粥膳

红豆粥

原料 红豆100克，大米100克，白糖适量。

做法
①将红豆洗净，浸泡一夜；大米淘洗干净备用。
②锅内加适量清水，放入红豆和大米，大火煮开，再改用小火煮至豆熟米烂。
③加入白糖调味，即可食用。

功效 红豆有极强的消肿功效，还能健脾养胃、益气固肾。孕中、晚期腿部浮肿比较明显的准妈妈，可以多吃一些红豆粥来消肿。

紫米红枣粥

原料 紫米60克，大米40克，红枣15克，冰糖15克。

做法
①紫米、大米淘净（洗净后大米用清水浸泡30分钟，紫米用清水浸泡3小时以上）。
②红枣洗去表面浮尘，去核备用。
③锅中加入适量清水，倒入紫米大火煮开后，转小火熬煮20分钟，加入大米和红枣再煮20分钟至粥黏稠。
④调入冰糖，搅拌至冰糖溶化即可出锅。

功效 大米中富含铁和钙，对于防治妊娠贫血有很好的功效；红枣也是补血圣品。两者搭配食用，具有补血安神的作用。

猪骨鱼片粥

原料 粳米、草鱼肉各100克，猪骨200克，腐竹40克，精盐、姜丝、葱末、淀粉、香菜、香油各适量，胡椒粉、味精各少许。

做法
①猪骨洗净敲碎，腐竹用温水泡软，粳米淘洗干净，草鱼肉用斜刀切成大片。
②将猪骨、粳米、腐竹放入

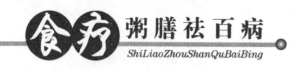

沙锅，加水（约1500毫升），大火烧开后改小火熬1个半小时左右，放精盐和味精调好味，拣出猪骨。

③草鱼片用精盐、淀粉、姜丝、葱末、香油拌匀，放入滚开的粥内轻轻拨散，待粥再滚起。撒入胡椒粉、香菜即可食用。

功效 这道粥营养丰富，具有健脾益气、养血壮骨、补气下乳的作用。

猪蹄黄豆粥

原料 黄豆86克，大米50克，猪蹄1只（约300克），葱段、姜片各5克，大料、桂皮、料酒、精盐、冰糖各适量。

做法

①黄豆与大米分别洗净，黄豆用清水浸泡约4小时；猪蹄洗净，切块，入沸水焯烫后洗去浮沫。

②把猪蹄与葱段、姜片、大料、桂皮、料酒、冰糖一同放入锅中，加水适量，大火烧开后转小火炖到猪蹄熟烂，捞出晾凉，去大骨后切成小块。

③锅内放入清水、黄豆大火煮开，转小火煮20分钟，放入大米煮开后再煮约20分钟，放入猪蹄块及汤汁、精盐再煮约10分钟，至米烂粥稠即可。

功效 补脾益胃，养血通乳，并能增加皮肤弹性。

玉米菠菜粥

原料 菠菜100克，玉米碴100克。

做法

①将菠菜洗净，放入沸水锅内焯2分钟，捞出过凉水后，沥干水分，切成碎末。

②锅置火上，加入适量清水，烧开后，放入玉米碴（边撒边搅，以防粘连），煮至八成熟时，撒入菠菜末，再煮至粥熟。

第三章 不同人群的养生粥膳

功效 玉米利尿消肿，菠菜补铁养颜。两者搭配即能减肥瘦身，又不会影响产后妈妈的健康。

芋头香粥

原料 大米100克，芋头80克，芹菜50克，海米30克，精盐适量。

做法

①大米洗净；芋头洗净，去皮，切丁；芹菜择洗干净，切丁；海米泡软，洗净。

②大米放入锅中，加适量水，大火煮开，改小火熬10分钟；加入芋头丁、海米同煮，熟软时加精盐调味，最后放入芹菜丁拌匀，熄火盛出即可。

功效 芋头味甘、辛，性平，入肠、胃经。具有益胃、宽肠、通便散结、补中、益肝肾、添精益髓等功效，可辅助治疗大便干结。

当归柏仁粥

原料 当归20克，柏子仁15克，粳米100克，冰糖适量。

做法

①将当归、柏子仁洗净入锅内，加水1碗，微火煎至半碗，去渣留汁备用。

②粳米淘洗干净，加水适量和药汁同入锅内煮粥。

③先用大火煮沸，再改小火，熬至粥香熟时加冰糖，继续熬至黏稠即可食用。

功效 养血，润燥通便。适用于产后血虚之便秘。

第五节 老年人

体质特点

老年时期，基础代谢与合成代谢降低，分解代谢增高，细胞功能下降，自我修复能力失调，消化系统功能和心脏功能都不同程度的降低，多数老年人伴有不同程度的慢性病。老年人如果注意科学饮食方法，对强身健体、延年益寿会有很大帮助。

营养需求

老年人进餐应定时定量，防止暴饮暴食，高龄老人可少吃多餐，防止肥胖。饮食要注意食物多样化，营养均衡，口味宜清淡。老年人可适当吃一些具有延年益寿功效的食物，如芡实、山药、刺五加、柏子仁等等，以达到补气益血、调补五脏的作用。

推荐食材

燕麦、西蓝花、香菇、豆腐、牛奶、核桃仁、蜂蜜、南瓜、芝麻、山楂、韭菜、芦笋等。

桂圆鸡丁紫米粥

原料 鲜桂圆10颗，鸡脯肉50克，紫糯米100克，鸡汤2碗，精盐、鸡精、白糖各适量。

做法

①鲜桂圆剥壳洗净；鸡脯肉洗净后切丁；紫糯米洗净后，用水浸泡2小时。

②锅置火上。放入鸡汤与紫糯米，大火煮开后转小火，放入桂圆，小火熬30分钟。

③放入鸡肉丁、精盐、白糖。继续熬煮20分钟，熟后加入鸡精调味即可。

功效 益心脾、补气血、利五脏，还有安神、强体健身、延年益寿的功效。

第三章
不同人群的养生粥膳

胡萝卜牛肉黄米粥

原料 黄米100克，牛肉、胡萝卜、洋葱各50克，精盐5克，姜末10克。

做法

①黄米洗净，浸泡2小时；胡萝卜洗净，切成碎丁，牛肉洗净切碎；洋葱洗净切碎。

②锅置火上，将黄米、胡萝卜、洋葱放入锅中，加适量水，大火煮沸后换小火煮至黄米开花。

③加入牛肉末、姜末煮熟，最后调入精盐即可。

功效 改善阳气不足、气血两亏、体虚消瘦、腰膝酸软、胃寒等症。

南瓜燕麦粥

原料 大米、燕麦片各50克，小南瓜100克，冰糖适量。

做法

①南瓜去皮、瓤，洗净切小块。

②大米淘洗净，与燕麦片、南瓜块适量清水一同放入锅中，大火煮沸至米烂粥稠，熄火加入冰糖煮化开即可。

功效 增强体力、延年益寿，预防心脑血管疾病。

白果薏米粥

原料 燕麦50克，薏米80克，白果20克，豆浆适量。

做法

①燕麦、薏米分别洗净，用清水浸泡1小时，备用。

②锅内放入豆浆、燕麦和薏米，用大火煮开。

③再改用小火，加入白果慢慢炖煮至粥稠、白果熟软即可。

功效 降血脂、延缓衰老，提高机体的免疫能力。中老年人常食，具有使皮肤光滑、减少皱纹、消除色素斑点的功效。

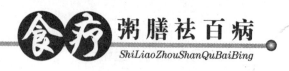

青小豆粥

原料 青小豆、小麦各30克，通草3克，白糖少许。

做法

①将通草洗净，放入锅内，加水适量，煎煮13分钟，滤去渣，留汁备用。

②小麦淘洗干净，放入锅内，加水适量，放入通草汁、青小豆、白糖，大火烧沸，再用小火煮熟成粥。

功效 利水消肿，养血益气，补精填髓，防治骨质疏松。

卷心菜粥

原料 大米150克，卷心菜叶200克，小虾米少许，姜丝、精盐、味精、熟猪油各少许。

做法

①将大米淘洗干净，放入清水中浸泡；卷心菜叶洗净，切成细丝；小虾米放入温水中泡软，洗净备用。

②坐锅点火，加入熟猪油烧热，先下入卷心菜丝、小虾米、姜丝略炒一下，再加入精盐、味精炒匀，出锅装碗待用。

③锅置旺火上，加入适量清水，先下入大米煮沸，再转小火续煮至米粒开花，然后关火；加入炒好的卷心菜和虾米拌匀，即可出锅装碗。

功效 有益消化，预防便秘。

香菇荞麦粥

原料 荞麦粉250克，白菜心50克，水发香菇30克，精盐、味精各少许，香油2小匙。

做法

①将荞麦粉放入碗中，加入适量开水搅匀成糊；白菜心洗净，切成细丝；香菇去蒂，洗净，切成细丝，挤干备用。

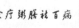

第三章 不同人群的养生粥膳

②坐锅点火,加入香油烧至四成热,先下入白菜丝、香菇丝炒匀,再加入适量清水,放入精盐、味精煮沸,然后倒入搅匀的荞麦糊,续煮至粥成,即可装碗上桌。

功效 促进机体新陈代谢。

首乌猪肝粥

原料 大米200克,何首乌少许,鲜猪肝50克,水发木耳25克,青菜少许,葱丝、姜丝各适量,精盐、高汤、酱油各适量。

做法

①何首乌洗净,放入锅中,加入适量清水,煎约半小时取汁半碗。

②猪肝剔筋剁末,青菜、木耳洗净切碎。

③将大米、猪肝末以及何首乌汁放入锅中,大火煮沸,转小火慢煮1小时。

④待粥黏稠时,放入木耳、青菜碎及精盐、高汤、酱油,搅拌均匀,撒上葱丝、姜丝即可。

功效 何首乌既能保肝,又可降脂、降压;木耳能通利血脉。老年人多喝该粥能补肝肾、益精血、乌发明目。

姜汤冬瓜粥

原料 大米100克,干姜15克,冬瓜50克,精盐5克。

做法

①大米淘净后用清水浸泡30分钟。

②冬瓜去皮、去瓤,切块;干姜洗净,加适量清水,熬成姜汤,去渣取汤备用。

③将泡好的大米入锅,加入适量清水煮开,放入姜汤后改用小火煲煮约200分钟,加入冬瓜块再煮10分钟。

④加精盐调味,搅拌均匀即成。

功效 护肝健胃,利水养阴。

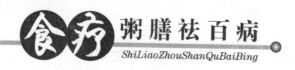

菠菜牛肉粥

原料 大米100克,牛肉40克,菠菜30克,精盐1茶匙(约5克)。

做法

①大米淘净后用清水浸泡30分钟。

②菠菜洗净,切成丝备用;牛肉洗净切末。

③将泡好的大米入锅,加入适量清水大火煮开,再转小火熬成粥。

④加入切好的菠菜丝和牛肉末,煮熟后调入精盐,搅拌均匀即可。

功效 牛肉中丰富的易于吸收的锌对于中老年人来说是不可缺少的营养元素,缺锌容易引起老年耳鸣、耳聋等病证,因此这款粥很适合中老年人食用。

莲芡薏糯米粥

原料 莲子20克,芡实20克,薏米30克,糯米100克。

做法

将莲子、芡实、薏米洗净,用水浸透,加入洗净的糯米一同煮至烂熟成粥即可。

功效 健脾益胃,固齿健牙。

芝麻蜂蜜粥

原料 大米100克,黑芝麻20克,蜂蜜20克。

做法

①黑芝麻用小火炒香;大米淘洗干净,用冷水浸泡半小时。

②锅置火上,加入清水,大米放入锅中用大火煮沸,然后转小火熬至八成熟时,放入黑芝麻,煮至大米熟烂,关火,晾至温热时放入蜂蜜搅匀即可。

功效 滋润肌肤,补充人体所需氨基酸,恢复疲劳,增强耐力,延迟衰老,延年益寿。

第三章 不同人群的养生粥膳

第六节 上班族

体质特点

脑力劳动者的大脑长期处于紧张状态,脑供血经常不足,往往会产生头晕、头痛。又因长期承受单一姿势的静力性劳动,易致气血凝滞,诱发疾病。体力劳动者消耗能量多,体内物质代谢旺盛。工作负担沉重,也易引发劳损。

营养需求

当感觉身体疲惫时,脑力劳动者可选择性地吃一些有助恢复精力和体力的食物,也可进食一些富含蛋白质,可保护和强化肝肾功能的食物,注意摄入足量的维生素和矿物质;而体力劳动者要注意膳食的合理性,保证足够热量的供给及各种营养素的需要。

推荐食材

花生、腰果等干果类、芝麻、草莓、红枣、食用菌类、西红柿、菜花、牛奶、豆制品、鱼类、胡萝卜等。

花生牛奶粥

原料 大米80克,花生40克,牛奶150毫升,白砂糖1/2汤勺(约8克)。

做法

①大米淘净后用清水浸泡30分钟。

②花生洗净去皮后用清水浸泡1小时。

③将泡好的大米和花生入锅,加入适量清水煮开,转小火熬煮20分钟。

④加入牛奶,调入白砂糖,搅拌均匀即可出锅。

功效 花生中的蛋白质含量非

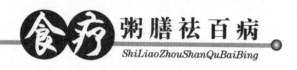

常丰富，钙、磷、不饱和脂肪酸以及维生素的含量也都很高，跟牛奶同食具有很好的健脑功效，经常从事脑力劳动的上班族应多食用。

安眠补脑粥

原料 糯米、黑米、莲子各50克，桂圆肉20克，冰糖10克。

做法

①将莲子、桂圆肉、糯米、黑米用清水洗净，糯米浸泡30分钟，黑米浸泡3小时。

②取锅放入适量的水，将莲子、糯米、黑米放入锅中煮约40分钟，加入桂圆肉煮至米烂粥稠，放入冰糖调味即可。

功效 莲子、桂圆是养心血、益心神的佳品，也是女士美容的佳肴，常吃有补血安眠、补脑益智的功效，适宜脑力劳动者经常食用。

排骨糙米粥

原料 虾皮1大匙，排骨300克，糙米2杯，葱1根，精盐适量。

做法

①糙米用清水浸透2小时后淘洗干净，加适量水熬煮成粥。

②排骨入沸水中氽烫，捞起，备用；虾皮择净杂质，冲净；葱洗净，切葱花。

③将排骨放入锅中，再加入虾皮，粥锅以大火煮沸，再转小火煮至米粒软透、排骨熟烂，加精盐调味，最后撒入葱花即可。

功效 排骨富含蛋白质、脂肪、维生素、铁、钙等营养素，能增强骨髓造血功能，从而起到强身健体、延缓衰老的作用。虾皮是营养丰富，常食可提高食欲。糙米富含糖类、B族维生素、维生素E等营养成分，可为身体提供能量，还可提高人体免疫力，促进血液循环。

第三章
不同人群的养生粥膳

健脑核桃粥

原料 大米80克，核桃仁、百合、黑芝麻各适量，白糖4克。

做法

①大米泡发洗净，核桃仁、黑芝麻均洗净，百合洗净，削去黑色边缘。

②锅置火上，倒入清水，放入大米煮至米粒开花。

③加入核桃仁、百合、黑芝麻同煮至浓稠状，调入白糖拌匀即可。

功效 此粥可健脑益智、增强记忆力。

红枣山药粥

原料 红枣12粒，山药少许，糯米半杯，糖、精盐适量。

做法

①糯米洗净泡水，红枣用水冲洗，山药去皮切丁。

②锅内放入糯米、红枣及5杯水。

③大火煮开后，加入山药丁转小火煮至稀稠，依口味喜好加入糖或者精盐调味即可。

功效 健脑，解除疲劳。

鹌鹑米粥

原料 大米200克，鹌鹑2只，葱花、姜末、精盐、味精、绍酒、酱油、胡椒粉、香油各少许。

做法

①将鹌鹑宰杀后清洗整理干净，拆去骨头，取鹌鹑肉，切成薄片，放入碗中；加入绍酒、精盐、酱油腌拌一下备用。

②锅置旺火上，加入适量清水烧沸，先倒入淘洗干净的大米熬煮至粥将熟，再加入鹌鹑片、精盐、味精、姜末、葱花煮至熟透入味，然后撒入胡椒粉，淋入香油调匀，即可出锅装碗。

功效 补益气血，强身健脑。

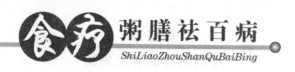

强身羊肉粥

原料 大米200克,羊瘦肉120克,山药25克,肉苁蓉、菟丝子、核桃仁各10克,羊脊骨1副,葱白15克,生姜、花椒、八角、精盐、绍酒、胡椒粉各适量。

做法

①将羊脊骨剁成小段洗净,羊肉焯去血水后切条,山药、肉苁蓉、菟丝子、核桃仁分别洗涤干净,装入纱布袋中;生姜,葱白洗净,拍松备用。

②将上述材料与淘洗干净的大米一起放入沙锅中,加入适量清水,先置旺火上烧沸,撇去浮沫。再放入花椒、八角、绍酒,改用小火炖至肉烂粥稠,食用时,撒入胡椒粉、精盐调匀即可。

功效 补充精力,强身益体。

大蒜枸杞红枣粥

原料 大蒜、枸杞子、红枣各20克,糯米100克,精盐3克,香油少许。

做法

①大蒜去皮洗净切小块,枸杞子、糯米淘洗净,红枣去核洗净。

②锅置火上,注入清水,放入糯米用旺火煮至米粒开花。

③放入大蒜、枸杞子、红枣,改用小火煮至粥稠;加入精盐调味,滴入香油即可食用。

功效 保健强身,预防心脑血管疾病。

鸡肝粥

原料 大米50克,鸡肝100克,酱油10毫升,精盐5克,香油12毫升,姜20克,葱1棵。

做法

①大米洗净,姜去皮切末,葱

第三章
不同人群的养生粥膳

洗净切花，鸡肝洗净切小丁。

②将鸡肝放入碗中，加入姜末及酱油拌匀，腌15分钟备用。

③米放入锅中，加水煮至软烂，再加入鸡肝煮熟，最后加精盐调味，撒上葱花，淋上香油。

功效 此粥可当作正餐食用，尤其是作早餐更有提振精神，补充体力与活力的作用。

花生玉米粥

原料 大米100克，玉米粒60克，花生仁30克，精盐适量。

做法

①将玉米粒、大米、花生仁分别洗净。

②锅中倒入适量水，放入大米、花生仁煮15分钟后，再放入玉米粒，改小火煮至粥熟烂，加入精盐调味即可。

功效 增强人体免疫力，强身健体。

香菇鸡翅粥

原料 大米100克，鸡翅200克，香菇15克，葱花5克，精盐3克，胡椒粉少许。

做法

①香菇泡发，去蒂，切块；鸡上翅洗净，斩块，焯水备用；大米淘洗干净。

②大米放入锅中，加入适量水，大火煮开，加入鸡翅块、香菇块同煮。

③至粥浓稠状时，加入精盐、胡椒粉，撒上葱花即可。

功效 鸡翅膀富含大量的维生素A，对视力、生长、上皮组织及骨骼的发育都有益处，长期从事较重体力劳动的人多吃一些，可补充营养及体力。

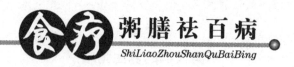

西红柿香菇粥

原料 西红柿半个,新鲜香菇150克,大米1杯,精盐2小匙。

做法

①大米淘净,加8杯水以大火煮开,煮开后转小火煮20分钟。

②香菇洗净,切薄片;西红柿洗净去皮,切块,一起加入做法①中续煮15分钟,加精盐调味即成。

功效 抗氧化,抗辐射。适合电脑族长期食用。

第四章
各种常见病的粥膳调理

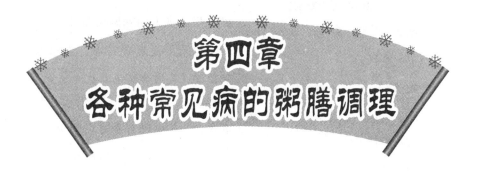

第一节 呼吸系统常见疾病

感　冒

感冒是一种常见的呼吸系统疾病，其主要症状为打喷嚏、鼻塞、流鼻涕、咽喉痛、咳嗽、发冷或发热、关节酸痛与全身不适等症状。引起感冒的原因有很多，比较常见的是由病毒传染所致的流行性感冒、由体内燥热或暑热而导致的风热感冒，还有受风寒导致的风寒感冒。

葱白大米粥

原料 大米100克，葱白15克，枸杞子5克，精盐1茶匙（约5克）。

做法

①大米淘净后用清水浸泡30分钟。

②葱白洗净，切斜段备用。

③锅中加入适量清水，倒入大米，大火煮沸后转小火熬煮20分钟至粥黏稠，加入葱段继续煮10分钟。

④撒入枸杞子，加精盐调味，搅拌均匀即可。

功效 此粥对于有畏寒症状的患者尤其适用，一定要趁热服用，服用后尽量盖被静卧以避风寒，若能微微出汗则表示效果不错。

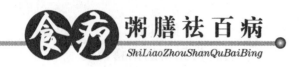

香甜芒果粥

原料 芒果300克,大米100克,白糖适量。

做法

①将芒果去皮洗净切丁,大米洗净,浸泡半小时。

②将大米放入锅中,加水煮熟。

③再将芒果放入锅中煮至粥稠,最后加入白糖调味即可。

功效 芒果含有糖、蛋白质、粗纤维,其所含有的维生素A的成分特别多,是所有水果中少见的。其次,芒果中维生素C的含量也不低,能提高免疫力,预防感冒。

白萝卜茶叶粥

原料 白萝卜、大米各100克,茶叶5克,精盐适量。

做法

①白萝卜洗净,去皮,切片;大米淘洗干净;茶叶用开水泡5分钟,滤去茶叶,备用。

②锅中加入适量水将大米煮开,转小火煮15分钟,加入白萝卜片煮至成粥,加入精盐调味,倒入茶水搅匀即可。

功效 此粥对流行性感冒有很好的辅助治疗作用。流行性感冒的症状主要是发病急,持续高热,全身症状较重,而鼻塞、流涕、咽痛症状并不明显。

防风散寒粥

原料 防风15克,葱白2根(连须),生姜3片,粳米100克。

做法

①将防风、葱白、生姜加水煎,煮沸后改文火煮10分钟,去渣取汁。

功效 用于感染风寒后出现恶寒发热,口不渴,无汗,头痛,鼻塞,流清涕,咳嗽痰清稀等。

第四章 各种常见病的粥膳调理

薄荷粥

原料 鲜薄荷30克（干者10克），粳米60克，冰糖少许。

做法

①水煎薄荷5分钟，去渣取汁。

②取粳米熬粥，加入薄荷汁，稍煮，加入冰糖调化。分早晚温热服食。

功效 疏风解表，清利头目。

薏米扁豆粥

原料 薏米30克，扁豆15克，山楂15克，红糖适量。

做法

①将薏米淘洗干净，用清水浸泡30分钟备用。

②扁豆洗净，切小段；山楂洗净，去核。

③将薏米、扁豆、山楂一起放入沙锅内，加适量清水煮粥，粥成后加红糖调味，也可根据个人喜好加精盐或冰糖调味。

功效 薏米、扁豆可强健脾胃，去湿气，能促进肠胃吸收，还可加强体力以对抗感冒病毒，非常适合初起感冒者食用。

大米橄榄蜂蜜粥

原料 新鲜橄榄6~10克，大米100克，蜂蜜35克。

做法

①将橄榄洗净、打碎，大米淘洗干净，备用。

②锅内加水适量，加入橄榄、大米煮粥，熟后调入蜂蜜即成。每日1~2次，连服3~5天。

功效 橄榄有清热解毒、生津利咽、润肺祛痰等功效，蜂蜜有清热解毒、润燥止痛等功效。二者合用，可预防感冒及流行性感冒。

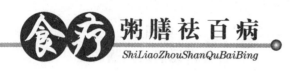

山药桂圆粥

原料 山药100克，桂圆肉15克，荔枝肉3个，五味子3克，白糖适量。

做法
① 把山药去皮切成薄片。
② 将山药片、桂圆肉、荔枝肉、五味子同煮，煮好后加入白糖即成。

功效 补中益气、益肺固精。

牛蒡根粥

原料 粳米50克，牛蒡根30克，糖少许。

做法
① 先将牛蒡根加水煮开后放置5分钟，去渣取汁。
② 加入粳米煮成粥，加糖即成。

功效 发散风热。主治风热感冒。

香菜粥

原料 香菜30克，大米60克，饴糖20克。

做法
① 将香菜洗净、切末，大米淘洗干净，备用。
② 锅中加水适量，放入大米煮粥，然后投入香菜末、饴糖，再煮一二沸即成。

功效 香菜有驱散风寒，解热镇痛等功效。主治风寒感冒。

咳 嗽

咳嗽是一种临床常见症状，多见于上呼吸道感染、急慢性支气管炎、肺炎、支气管扩张、肺结核、胸膜炎等。天气变化时极易发病，寒冷地区发病率较高。

中医将咳嗽分为外感与内伤两大类，外感咳嗽包括风热、风寒、燥

第四章
各种常见病的粥膳调理

热等类型。内伤咳嗽包括肺阴不足、肝火犯肺、痰湿、痰热内蕴等类型。辨清病因，对症治疗，是治疗及用膳的基础。

罗汉果粥

原料 大米150克，罗汉果15克，冰糖适量。

做法

①将大米淘洗干净，放入清水中浸泡；罗汉果洗净，压碎备用。

②坐锅点火，加入适量清水，先放入大米、罗汉果旺火烧沸，再撇去浮沫，转小火熬煮至米粒开花、黏稠；然后加入冰糖煮至溶化，即可出锅食用。

功效 化痰止咳，对咳嗽痰多有疗效。

竹沥杏仁粥

原料 竹沥30克，粳米100克，杏仁10克，瓜蒌15克，冰糖适量。

做法

①将上料分别洗净。

②先将杏仁、瓜蒌煮水，再以水煮粳米作粥，临熟加入竹沥，搅匀，加入冰糖调味。每日1次，不拘时食之。连服3~5日。

功效 清热，化痰，镇惊，止咳。

笋肉咸菜粥

原料 大米150克，咸菜100克，猪肉、冬笋各50克，青豆粒少许，白糖1小匙，酱油2小匙，精盐、鲜汤、色拉油各适量。

做法

①将大米淘洗干净，放入清水中浸泡；青豆粒洗净；咸菜、猪肉分别洗净，切成细丝；冬笋洗净，用沸水焯烫一下，捞出沥干，切丝备用。

②锅中加油烧热，下入青豆、精盐炒熟后盛出，再放入咸菜、猪肉、冬笋快炒片刻，后加白糖、酱油、青豆粒炒匀，盛出待用。

③铝锅上火，加入适量鲜汤，先下入大米煮至成粥，再放入炒好的青豆粒、冬笋、猪肉、咸菜，旺火煮沸，即可出锅装碗。

功效 对痰热咳嗽有疗效。

西红柿丝瓜粥

原料 丝瓜300克，西红柿2个，粳米100克，精盐少许，葱花、姜末各适量。

做法

①丝瓜洗净去皮，切成小片，西红柿洗净切成小块，备用。

②粳米淘洗干净，放入锅内，加适量清水，置火上煮沸。

③再改小火煮至八成熟，放入丝瓜、葱花、姜末、精盐煮至粥熟，最后放西红柿稍煮即成。

功效 此粥具有清热、化痰、止咳、生津、除烦的功效。

川贝雪梨粥

原料 大米100克，雪梨100克，川贝10克，蜂蜜15毫升。

做法

①大米淘净后用清水浸泡30分钟。

②雪梨去皮切小块；川贝洗去表面浮尘，沥干备用。

③锅内倒入适量清水，加入大米、川贝，大火煮沸后转小火熬煮20分钟，再加入切好的雪梨块继续煮10分钟即可出锅。

④待粥稍凉后调入蜂蜜即成。

功效 川贝是一种常见的名贵中药，其性凉味甘平，有润肺止咳、化痰平喘、清热化痰之功效，对于外感风热咳嗽、肺虚久咳、痰少咽燥等症状有很好的疗效。

第四章 各种常见病的粥膳调理

丝瓜藤大米粥

原料 鲜丝瓜藤 50 克,大米 60 克,蜂蜜 30 克。

做法

①将丝瓜藤洗净,切段,大米淘洗干净,备用。

②锅内加水适量,放入丝瓜藤煎煮 30 分钟,去渣留汁。

③再加入大米煮粥,熟后调入蜂蜜即成。每日 2 次,连服 3~5 天。

功效 丝瓜藤有通筋活络、去痰镇咳等功效。适用于咳嗽有浓痰。

冰糖燕窝粥

原料 燕窝 10 克,大米 100 克,冰糖 50 克。

做法

①大米淘洗干净后放入锅内,加清水三大碗,旺火烧开,改用文火熬煮。

②将发好的纯净的燕窝放入锅中与大米同熬约 1 小时,加入冰糖溶化后即成。

功效 滋阴润肺,止咳化痰。治肺虚久咳及咳喘伤阴。

绿豆梨粥

原料 绿豆 50 克,梨 100 克,粳米 100 克,冰糖适量。

做法

①将绿豆洗净,用清水浸软,将梨洗净,去皮、核,切成小块,将粳米淘洗干净,备用。

②锅内加水适量,放入绿豆、粳米煮粥,将熟时加入梨块、冰糖,再煮数沸即成。每日 1 剂。

功效 清热解毒,润肺止咳。用于风热咳嗽,咳嗽频剧,气粗,咳吐黄痰,胸闷,咽痛等。

板栗粥

原料 板栗、大米各100克，白糖适量。

做法

①将板栗剖开，去皮，切碎，加入六七成熟的米粥内。

②再煮至粥熟，调入白糖即成。每日1剂。

功效 补脾健胃，补肾强筋，活血止血。适用于老年体虚之气喘咳嗽，伴腰酸腿软，小便频数等。

鲜葱生梨粥

原料 生梨、生姜、鲜葱、大米各适量。

做法

①将生梨、生姜、鲜葱等3味切成碎块。

②清水熬汤去渣，再放米煮成粥。随意温服，微汗而止。

功效 适用于感冒引起的咳嗽。

急性气管炎、支气管炎

急性气管炎、支气管炎，一般称为急性气管炎或急性支气管炎。在呼吸道疾病中最为常见，任何年龄的人一年四季均可发病。主要因为病毒、支原体、各种细菌以及物理化学因素，引起气管、支气管发生急性炎症。临床表现为咳嗽、咳痰和全身不适症状。

玉竹粥

原料 玉竹20克，粳米100克，冰糖少许。

做法

①将玉竹洗净，去根须，切碎，加适量水煎沸，去渣取汁。

②将洗净的粳米倒入汁液中煮沸，待粥熟后加入冰糖，再稍煮片刻即可。

功效 养阴润燥，生津止渴。适用于急性支气管炎、风热咳嗽等症。

第四章 各种常见病的粥膳调理

百合栗子粥

原料 糯米100克,百合15克,栗子50克,枸杞子10克,白砂糖1汤勺(约15克)。

做法

①糯米淘净,洗净后用清水浸泡3小时以上。

②栗子去壳,碾碎备用;百合洗净,用温水泡发。

③锅内倒入适量清水,加入糯米大火煮沸后放入栗子转小火熬煮20分钟,再加入百合、枸杞一起煮10分钟至粥黏稠。

④调入白砂糖,搅拌至糖溶化即成。

功效 百合性微寒平,具有清火、润肺、安神的功效;板栗养胃健脾;两者搭配食用,补中益气,润肺止咳。

防风杏仁粥

原料 防风12克,杏仁10克,葱白2根,粳米50克。

做法

①先将防风、杏仁水煎,去渣,取药液。

②用粳米煮粥,待粥将熟时加入药液、葱白,煮至粥熟即成。趁热食用。

功效 止咳宣肺。用于风寒咳嗽,恶风寒,伴鼻塞、鼻流清涕。

梨皮沙参粥

原料 梨皮50克,北沙参30克,粳米50克。

做法

①先将梨皮、沙参水煎2次,去渣。

②取药液与粳米共同煮成粥。

功效 清热止咳。适用于燥邪伤肺引起的咳嗽,多为干咳少痰,伴口干口渴,舌红少苔,脉细。

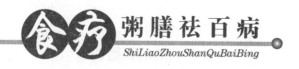

紫苏粥

原料 白术30克，粳米100克，紫苏叶10~15克。

做法 如常法煮粥，趁热时加紫苏叶，热服。

功效 止咳定喘。适用于表虚复受寒邪而致的咳喘、痰多、食少等症。

枇杷叶粥

原料 枇杷叶15克，粳米100克，冰糖少许。

做法

①枇杷叶洗净，放入纱布袋中备用；粳米洗净备用。

②纱布袋放入锅中，加适量清水，煎成汁后取出纱布袋。

③将粳米和冰糖放入沙锅中，再加入适量的清水，文火熬煮成粥即可。

功效 清肺化痰，止咳降气。适用于急性支气管炎。

绿豆荸荠粥

原料 绿豆60克，荸荠100克，大米100克。

做法

①将荸荠洗净，去皮，切成小块；绿豆、大米均去杂，洗净，备用。

②锅内加水适量，放入绿豆、大米煮粥，六成熟时加入荸荠块，再煮至粥熟即成。每日1~2次，可长期服食。

功效 清热解毒，利湿化痰。

第四章 各种常见病的粥膳调理

薏米山药冬瓜粥

原料 薏米50克,山药100克,冬瓜30克,粳米100克(此量也可酌情减少)。

做法 四样原料一同煮粥食。

功效 健脾利湿,化痰止咳。适用于急性支气管炎,症见痰多稀白,纳差,腹胀,大便不利者。

薏米粥

原料 薏米、大米等量。

做法 煮粥食。

功效 健脾,利湿,化痰。适用于急性支气管炎,症见咳嗽痰多,喉有痰声,纳差,腹胀,大便不利者。

猪肺粥

原料 猪肺500克,粳米100克,薏米50克,葱、姜、料酒、精盐、味精各适量。

做法

①将猪肺制净,加水适量,放入料酒,煮至七成熟时捞出,切成肺丁。

②同粳米、薏米一起入锅,并加葱、姜,先置武火上烧沸,然后文火煨熬。

③米熟烂时加少许精盐、味精调味即可。每日食1~2小碗。

功效 补脾益肺,止咳化痰。

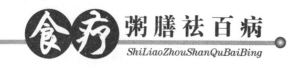

慢性支气管炎

慢性支气管炎是指气管、支气管及其周围的慢性非特异性炎症,可能发展为阻塞性肺气肿和慢性肺心病。该病的主要症状是咳嗽、吐痰、或伴有喘息型慢支。1年之中有3个月的咳嗽史,并且排除心肺等其他疾病者,即可诊断为本病。

茯苓薏米粥

原料 薏米60克,茯苓粉15克。

做法 薏米、茯苓粉加水共煮粥食。每日1次,常服。

功效 适用于老年慢性支气管炎,症见脾虚湿盛、咳嗽痰多。

人参胡桃粥

原料 人参6克,胡桃肉30克,粳米50克。

做法
①将人参切片,先用温水泡2小时左右。
②将胡桃肉、人参连同泡的参水与粳米共同煮成粥。

功效 用于喘息气短,动辄加重,咳嗽无力,尿随咳出,背冷畏寒,舌淡紫,脉沉,腰膝酸软等。

党参杏仁粥

原料 党参30克,杏仁10克,桑白皮10克,西洋菜200克,牛奶200毫升,红枣7枚,生姜6克,粳米50克。

做法
①先将杏仁浸去皮、尖,细研,后入牛奶搅和,滤取杏仁乳汁。
②另煎党参、桑白皮、西洋菜、生姜、红枣,去渣澄清,后下粳米煮粥,将熟时调入杏仁乳汁,稍煮即成。

功效 益气清肺,止咳化痰。

第四章 各种常见病的粥膳调理

四仁鸡蛋粥

原料 白果仁、甜杏仁各20克，核桃仁、花生仁各40克，鸡蛋2个。

做法

①白果仁去壳，去皮。

②将白果仁、甜杏仁、核桃仁、花生仁（均须是洁净的食品）共研磨成粉末（呈细粉状，捻之无沙粒感），用干净、干燥的瓶罐收藏，放于阴凉处。

③每次取20克加水煮沸，冲鸡蛋，成一小碗，搅拌均匀即可。

功效 本药膳粥有扶正固本、补肾润肺、纳气平喘的功效，主要用于慢性支气管炎合并肺气肿，特别适用于中老年慢性气管炎患者。

生姜粥

原料 鲜生姜5～10克切片，红枣2～5枚，粳米100～150克，油、精盐各适量。

做法

所有原料一同煮粥，用适量油、盐调味食用。

功效 暖脾养胃，祛风散寒功效。适用于病后或老年人脾胃虚寒，反胃食少，呕吐清水，腹痛泄泻，头痛鼻塞，以及慢性支气管炎肺寒喘咳。

冰糖杏仁糊

原料 南杏仁15克，北杏仁3克，大米50克，冰糖适量。

做法

①将南杏仁、北杏仁用清水泡软后去皮。

②大米清水浸泡，与南、北杏仁一起磨浆，加适量冰糖、清水煮成糊状或糖水服用。

功效 润肺祛痰，止咳平喘，下气润肠。适用于肺燥咳嗽，慢性支气管炎干咳，老人肠燥便秘等症。

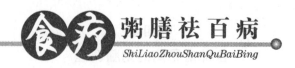

南瓜红枣粥

原料 南瓜300克，红枣15枚，大米150克，蜂蜜60克。

做法

①将南瓜洗净，切成小块，红枣洗净，大米淘洗干净，备用。

②锅内加水适量，放入大米、红枣煮粥，五成熟时，加入南瓜，再煮至粥熟，调入蜂蜜即成。

功效 南瓜有消炎止痛、补中益气、解毒杀虫等功效。适用于慢性支气管炎之咳嗽痰喘。

牛肺粥

原料 牛肺150克，生姜10克，糯米100克。

做法

①将牛肺洗净，切成小块，放入沸水锅中焯一下捞出。

②将生姜洗净，捣碎取汁，将糯米淘洗干净。

③锅内加水适量，放入牛肺、糯米煮粥，熟后对入生姜汁即成。每日1次，连服10～15日。

功效 牛肺有祛痰益肺之功效。主治慢性支气管炎、老年寒咳日久。

菠萝粥

原料 菠萝120克，大米100克，精盐3克，蜂蜜30克。

做法

①将菠萝洗净，切成小块，放入淡盐水中浸泡10分钟，捞出备用，大米淘洗干净，备用。

②锅内加水适量，放入大米煮粥，八成熟时加入菠萝，再煮至粥熟，调入蜂蜜即成。每日1次，连服15～20天。

功效 脾养胃、生津止渴、润肠通便、利尿消肿瘤等功效。适用于慢性支气管炎、大便秘结等。

第四章 各种常见病的粥膳调理

肺结核

肺结核是由结核杆菌引起的肺部感染性疾病。呼吸道传播是本病传染的主要方式。其主要临床表现有疲乏、午后低热、盗汗、消瘦、胃纳欠佳、面颊潮红等，并伴有咳嗽、咯血、胸痛、气急等，女子还可有月经不调。中医称为"肺痨"或"痨瘵"，病程较长。中医认为："肺虫居肺叶之内，蚀人肺系，故成瘵疾，咯血声嘶。"本病发生，一为外因感染，"瘵虫"伤人；一为内伤体虚，气血不足，阴精耗损。

大蒜百部粥

原料 大蒜（紫皮大蒜最好）30克，百部20克，粳米50克。

做法

①将百部加水300毫升煎煮2次（每次煎20分钟），去药渣，留汁。

②药液中加入粳米煮粥，至粥熟时再加入大蒜，再煮5分钟左右即可。

功效 适用于肺结核、咳嗽、盗汗等。

莲子糯米粥

原料 糯米100克，莲子适量，红糖少许。

做法

①将莲子去芯、洗净，研成细末；红糖压碎；糯米淘洗干净，放入清水中浸泡1小时，捞出沥干备用。

②坐锅点火，加入适量清水，先下入莲子末、糯米，用大火煮沸后撇去浮沫，再改用小火煮至粥将成，然后撒入红糖搅拌均匀，即可出锅装碗。

功效 止咳祛痰，润肺养脾。

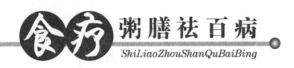

桃仁白参粥

原料 核桃仁15克,白参5克,大米100克,糖适量。

做法 将核桃仁(捣碎)、白参、大米加水适量,煎煮成粥,放糖调味即可食用。

功效 本方具有温肺润肠、补气养血、固肾涩精、定喘的作用。适用于体虚瘦弱、腰膝酸软、阳痿滑精、夜尿频多、大便秘结,以及成年人肺结核、慢性支气管炎、哮喘、高脂血症等。

地黄白糖大米粥

原料 生地黄(鲜品)15克,大米100克,白糖适量。

做法 生地黄细切后,加适量清水在火上熬沸约半小时后,滗出汁,再复熬1次。合并药液浓缩至约100毫升备用。

将大米淘洗后,煮沸成白粥,趁热时掺入生地黄汁搅匀,食时加白糖调味即可。

功效 本方具有滋阴益胃、凉血生津之功。适用于阴虚潮热、盗汗、久咳、咯血、食少、消瘦、热证心烦、口渴,以及睡起目赤、良久难消等症。本方可作肺结核患者之膳食。

银耳参粥

原料 银耳(干品)1小朵,西洋参4～5片,大米100克。

做法 ①将银耳洗净,冷水发透,

②与西洋参、大米一同加水适量,用小火煎煮成粥,放冰糖调味食用。若为糖尿病患者,可加木糖醇调味,入面粉做成糊粥即可食用。

功效 本方具有养阴益肺、润肠止咳的作用。适用于干咳少痰、烦热、盗汗、口干思饮、午后发热、大便秘结、舌红少津、脉象细数。

第四章 各种常见病的粥膳调理

黄精粥

原料 黄精25克（或鲜黄精50克），粳米100克，白糖适量。

做法
①将黄精洗净切片，放入沙锅内，加水煎取浓汁，去渣。
②将粳米洗净，连同煎汁放入沙锅内，加适量水，用大火煮沸，改为小火煮约30分钟，用白糖调味即成。

功效 强健脾胃，养肺阴，补中益气，还能防止一些心血管系统疾病的发生，有益寿作用。

枸杞粳米粥

原料 枸杞子100克，粳米60克。

做法 以上2味洗净，加水共煮为粥，以咸豆豉佐餐。日服2次。

功效 补肝、解郁。适用于肺结核盗汗。

地黄枣仁粥

原料 生地黄30克，酸枣仁30克，粳米100克。

做法
①将酸枣仁加水研末，取汁约100克，生地黄加水煎取药汁100克。
②将粳米淘洗干净，加水煮粥，待粥成时加入生地黄汁和酸枣仁汁，调匀即成。

功效 清热止汗，生津止渴，养心安神。适用于肺结核低热、潮热。

银耳红枣粥

原料 银耳10克，红枣5枚，粳米100克。

做法
①将银耳用清水泡发，去

杂,洗净,撕碎;将红枣、粳米洗净,备用。

②锅内加水适量,放入红枣、粳米煮粥,八成熟时加入银耳,再煮至粥熟即成。

功效 滋阴清热,益气养血。适用于气阴两伤,精血亏虚型肺结核。

海参粳米粥

原料 海参30克,粳米100克。

做法

①先将海参发透,切片洗净。
②再与粳米同煮成粥。

功效 滋补阴阳,润燥止血。适用于肺结核咳喘、咯血、阳痿、消瘦等。

麦冬竹叶粥

原料 大米100克,麦冬30克,甘草10克,竹叶15克,红枣6枚。

做法

①将麦冬、甘草、竹叶加水煎煮取汁;红枣洗净,去核;大米淘洗干净,捞出沥干备用。

②坐锅点火,加入适量清水,先下入大米、红枣、药汁,旺火煮沸后撇去浮沫,再转小火煮至粥成,即可出锅食用。

功效 清热明目,润肺止咳。

肺气肿

肺气肿是因通气道狭窄或阻塞而使呼吸细支气管、肺泡管、肺泡囊和肺泡膨胀及过度充气,导致肺组织弹力减退和容积增大的总称。临床可分为弥漫性阻塞性、局限性阻塞性、代偿性、间质性、老年性等数种

第四章
各种常见病的粥膳调理

肺气肿。其中以弥漫性阻塞性肺气肿最为常见,危害最大,多由慢性支气管炎引起。

萝卜子粳米粥

原料 萝卜子20克,粳米50克。

做法

①萝卜子水研过滤后取汁约100克。

②将萝卜子汁与淘洗干净的粳米一同放入锅中,加入适量清水,煮成稀粥即成。

功效 化痰平喘、行气消食。

百合杏仁红豆粥

原料 大米50克,百合半大匙,杏仁2小匙,红豆4大匙,白糖少许。

做法

①红豆洗净,加水,放入锅中,用大火煮沸,再转成小火煮至半熟。

②将大米、百合、杏仁、白糖加入锅中,煮至粥熟即可。

功效 养肺护肺,除痰利湿。

南瓜牛肉粥

原料 南瓜150克,牛肉100克,大米120克,精盐、味精、香油各2克。

做法

①将南瓜洗净,切成小块,牛肉切成细丝。

②大米淘洗干净,备用。锅内加水适量,放入大米、牛肉丝煮粥。

③六成熟时加入南瓜块,煮至粥熟,调入精盐、味精、香油即成。

功效 南瓜有消炎止痛、补中益气、解毒杀虫等功效,可用于治疗食物中毒、肺气肿、咳嗽痰喘等症。牛肉有补脾和胃、益气增血、强筋健骨等功效,身体虚弱者食用牛肉可收祛病健体之效。本粥适用于肺气肿之咳嗽痰多。

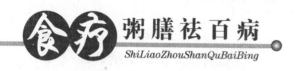

羊胎小米粥

原料 小米50克，羊胎1具。

做法 先煮羊胎至半熟，后入小米熬成粥，粥肉同食，日服2次。

功效 补肾益气，止咳纳气，主治肾虚型肺气肿。

参枸蛤蚧粥

原料 人参、枸杞子、蛤蚧各10克，大米100克，白糖适量。

做法

①将人参、枸杞子、蛤蚧择净，放入锅中，加清水适量，浸泡5～10分钟后，加大米煮粥。

②待熟时调入白糖，再煮一二沸服食。或将蛤蚧研末，每次用末1～2克，待粥熟时调入粥中，再煮一二沸服食。每日1剂。

功效 补益肺肾，纳气平喘，壮阳疗痿。适用于肺气肿，心悸气短，肺虚咳嗽，肾虚气喘，虚劳咳嗽，肾虚阳痿等。

贝母粥

原料 粳米100克，川贝母粉末5～10克，冰糖适量。

做法 粳米煮粥，将熟时加入川贝母粉末、冰糖，煮沸即可食用。

功效 润肺定喘，止咳化痰。适用于体弱或老年人的慢性气管炎、肺气肿、咳嗽气喘等症。

麦冬贝母粥

原料 麦门冬粉、贝母粉各10克，粳米50克，冰糖适量。

做法

①用粳米、冰糖煮粥。

②等米开汤未稠时，调入麦门冬粉、贝母粉，改文火稍煮片刻

第四章 各种常见病的粥膳调理

（煮2～3沸），粥稠即成。每日早、晚温服。

功效 适用于肺气肿。

麻黄附子粥

原料 麻黄、制附子、干姜各3克，粳米50克，葱白2根，红糖少许。

做法
①将麻黄、制附子、干姜研为极细粉末。
②先用粳米煮粥，等粥煮沸后，加入药末及葱白、红糖同煮为稀饭；或用麻黄、制附子、干姜煎汁，去渣后下粳米、葱白、红糖一并煮粥。每日1剂，分2次温热服食。连服3天。

功效 适用于肺气肿。

杜仲川贝鱼粥

原料 鲤鱼1条，杜仲15克，川贝末10克，大米100克，调料适量。

做法
①把鲤鱼去杂，洗净，剁碎。
②把杜仲水煎汁去渣，加入大米煮成粥，加入鲤鱼、川贝末、调料，煮熟即可。

功效 温肾纳气，对肺气肿、肺心病有疗效。

川贝粳米粥

原料 粳米60克，川贝、白糖各适量。

做法
①粳米淘洗干净，放入锅中，加水适量煮粥。
②待粥将熟时加入适量川贝和白糖，再煮片刻即成。

功效 润肺养胃，化痰止咳。

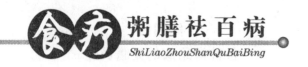

肺　炎

肺炎的种类很多，分类方法不一。为指导治疗，一般都是按病因分类，可分为病毒性、鹦鹉热病原体性、立克次体性、支原体性、细菌性、霉菌性肺炎等，此外还有过敏性、放射性、化学性等，而细菌性仍占多数。中医认为，肺卫不固，感受外邪，风寒化热，罹患肺炎。

本病往往起病急骤，恶寒发热，咳嗽胸痛，乃至呼吸困难，特别是老年人，症状较重，消化功能减弱，进食少，甚至不能自进饮食。因此，要注意少食多餐，选择易消化而富于营养的食物。

冬苋菜粥

原料 粳米100克，冬苋菜150克，精盐、芝麻油各适量。

做法

①粳米淘洗干净，冬苋菜洗净，切成段。

②将粳米放入锅中，加入适量清水，用旺火烧沸，转用文火熬至粥将熟时，放入冬苋菜段，继续熬至菜熟粥成，放入精盐、味精，淋入芝麻油调匀即成。

功效 适用于肺炎口渴、小便短赤。

鱼腥草银花瘦肉粥

原料 鱼腥草30克，银花15克，白茅根25克，连翘12克，猪瘦肉100克。

做法

①上述药物分别用清水洗净，放锅内用文火煮半小时。

②去渣取汁；瘦肉洗净切片，放入药汤里，用文火煮熟，调味食用，连用3天。

功效 适用于肺炎、口唇发绀、苔薄黄或黄腻、脉浮数。

第四章 各种常见病的粥膳调理

桃仁粳米粥

原料 桃仁10克,粳米100克。

做法
①先用水将桃仁浸泡,去内衣,研成汁。
②和粳米煮粥食用。

功效 适用于肺炎咳嗽、胸痛等症。

银陈绿豆粥

原料 银花露30克,广陈皮15克(即广东产的陈皮,下同),鲜荷叶25克,鲜竹叶20克,绿豆50克,粳米100克,白糖适量。

做法
①将鲜荷叶、鲜竹叶、广陈皮洗净,切碎,加适量水煎沸,煮沸约10分钟后,过滤去渣,取汁备用。
②绿豆、粳米洗净,置于沙锅中,加水适量,用武火烧沸,再用文火慢熬。
③煮至粥将熟时,倒入银花露和药汁即可,服食前用白糖调味。

功效 解表清热,宣肺止咳。适用于邪犯肺卫引起的肺炎。

石膏薏米粥

原料 石膏60克,薏米45克,甜杏仁40克,大米150克,白糖适量。

做法
①将石膏水煎取汁备用,甜杏仁去皮、尖,与薏米、大米同煮为粥。
②待熟时调入白糖、药汁,再煮一二沸即成。

功效 清热宣肺,化痰止咳。适用于肺炎,症见咳嗽痰黄黏稠,或咯铁锈色痰,高热、汗出、胸痛。

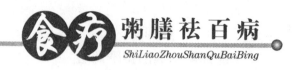

酥油杏仁粥

原料 甜杏仁30克，鲜山药120克，粟米50克，酥油适量。

做法
①将甜杏仁、山药、粟米分别炒熟、研末。
②每日空腹用温开水调甜杏仁末10克及山药、粟米面、酥油适量服食，连服10～15天。

功效 润肺止咳，健脾益气。适用于肺炎后咳嗽痰少，纳差乏力等。

竹沥粥

原料 鲜竹沥口服液2支，大米100克，蜂蜜20克。

做法
①将大米煮为稀粥。
②待熟时调入鲜竹沥、蜂蜜，再煮一二沸即成。每日1剂，连服3～5剂。

功效 清热化痰，理气止咳。适用于肺炎咳嗽，痰黄黏稠，不易咯出，胸痛气促等。

鲜芦根竹茹粥

原料 鲜芦根90克，竹茹15克，粳米60克。

做法
①将鲜芦根洗净；竹茹洗净，二者用水同煎，去渣煎药液备用。
②把粳米洗净，放入锅内，加入药液，文火煮沸成稀粥，调味即可。随量食用。

功效 可清肺泄热、化瘀止咳。适用于肺炎属痰热者、急性支气管炎，症见咳嗽气喘、痰黄而稠、咯吐困难、胸痛发热、烦渴引饮、小便短黄、舌苔黄腻、脉滑数。

第四章 各种常见病的粥膳调理

杏仁粥

原料 杏仁 20 克，粳米 150 克。

做法
①将杏仁去皮、去尖，炒热后研成细末。
②与粳米一起放入沙锅，加水煮成粥食用。

功效 祛痰止咳。主治肺炎、气喘、小便淋沥。

第二节　心血管系统常见疾病

高血压

高血压，是以动脉血压升高为主要表现的疾病，多见于中老年人。它具有患病率高、致残率高、死亡率高和自我知晓率低、合理用药率低、有效控制率低的特点。

高血压通常有两种类型。一类是原发性高血压，又叫高血压病，另一类是继发性高血压。原发性高血压的病因目前尚不十分明确，调查表明与精盐摄入较多、肥胖、某些营养成分缺乏、遗传、职业环境等因素有一定关系。继发性高血压则有明确的病因，可能是由肾脏疾病、内分泌疾病、血管疾病和其他原因所致。

海带瘦肉粥

原料 干海带适量，猪瘦肉 150 克，大米 100 克，葱花适量。精盐少许。

做法
①将干海带用温水泡发，择洗干净，切丝；猪瘦肉洗净，切细丝。
②大米淘洗干净，放入锅中，加适量清水，浸泡 5~10 分钟后，用小火煮粥，待粥沸后，放入海带丝、猪瘦肉丝，煮至粥熟。
③最后加入少许精盐及葱花调味即可。

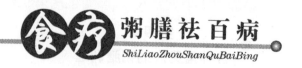

功效 海带能改善血栓和因血液黏性增大而引起的血压上升,常食对高血压患者十分有益。

菊苗粥

原料 新鲜甘菊嫩芽或幼苗150克,粳米80克,冰糖适量。

做法

①将甘菊嫩芽洗净,切细,放入加有适量水的锅中,水煎成约100毫升的汁。

②粳米洗净,放入清水中浸泡半小时。

③将粳米放入汁液中,加入冰糖和400毫升水,煮成稀粥即可。

功效 清肝明目,降低血压。适用于高血压、高脂血症。

茯苓黄芪粥

原料 茯苓30克,黄芪30克,大米200克。

做法

①茯苓烘干,打成细粉;黄芪洗净,切片;大米淘洗干净。

②把大米放锅内,加水1000毫升,放入黄芪片,把锅置武火上烧沸,再用文火煮35分钟,投入茯苓粉,煮沸5分钟即成。

功效 补气除湿,降压。

芝麻花生杏仁粥

原料 芝麻30克,花生、杏仁各50克,粳米100克,白糖适量。

做法

①将芝麻、花生、杏仁、粳米均洗净,花生、粳米浸泡一段时间。

②再将上述材料一同放入锅中,加适量水慢慢熬煮。

③煮成粥后,加入白糖拌匀即可。

功效 此粥可补肾滋阴,润滑皮肤,改善发质,降低血压。

第四章 各种常见病的粥膳调理

芹菜粥

原料 大米100克,芹菜60克,姜末、精盐各适量。

做法

①大米淘洗干净;芹菜择洗净,去叶留梗,切丁。

②将大米与适量清水一同放入锅中,以大火煮沸再转用小火熬煮至米粒将熟时,放入芹菜丁,再继续煮至米粒开花。

③粥成时加入适量的精盐和姜末调味即可。

功效 调养肝脏,降血压。

茼蒿玉米粥

原料 鲜茼蒿150克,玉米碴100克,咸鸭蛋1个。

做法

①将鲜茼蒿洗净,切成碎末,备用。

②锅内加水适量,烧开后撒入玉米碴(边撒边搅拌,以防粘连),煮至八成熟时,加入茼蒿末,再煮至粥熟即成。食时佐以咸鸭蛋。

功效 茼蒿性平味辛,有和脾利湿、清心养胃、利腑化痰等功效;咸鸭蛋有滋阴降火、清热化痰等功效。适用于高血压、失眠、便秘等症。

决明子菊花粥

原料 决明子12克,白菊花9克,粳米半杯,冰糖少许。

做法

①决明子、白菊花共煎汤,去渣取汁。

②粳米淘洗干净,与做法①中的药汁一同煮粥,将熟时加少许冰糖即可。

功效 清肝降火,平肝潜阳。适用于肝火上炎之目赤肿痛、肝阳上扰之头晕、头痛,高血压病,高血脂症及便秘等。

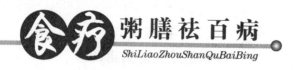

沙参银耳粥

原料 沙参、银耳各10克,粳米100克。

做法

①沙参洗净,切片;银耳发透,去蒂、根,撕成瓣状;粳米洗净。

②将粳米、沙参、银耳一同放锅中,加适量清水,如常规煮粥至熟即可,早餐或宵夜食用。

功效 滋阴润肺,降低血压。适用于风痰上逆型高血压。

绿豆莲子芯粥

原料 绿豆50克,莲子芯15克,大米100克,蜂蜜30克。

做法

①将绿豆、大米去杂,洗净;莲子芯洗净,备用。

②锅内加水适量,放入绿豆、大米、莲子芯煮粥,熟后待温调入蜂蜜即成。

功效 绿豆有清热解毒、降压明目、利尿消肿等功效。莲子芯有升清降逆、益肾固精等功效。适用于高血压、冠心病等。

山楂银耳粥

原料 山楂30克,银耳15克,大米100克,冰糖10克。

做法

①山楂洗净,去核,切片;银耳泡发,去蒂,撕成小片;大米淘洗干净。

②锅中倒入适量水,加入大米煮开,放入山楂片、银耳煮开后改小火煮成粥,加入冰糖熬化开即可。

功效 增进食欲,助消化,软化血管,降血压,增强心肌功能,防衰老,抗癌。

第四章
各种常见病的粥膳调理

低血压

低血压是指血压低于正常最低值者。低血压并不一定是病态,如血压值虽已经达到低血压标准,但无任何自觉症状,机体的各系统器官无缺血和缺氧的表现,即属生理性低血压。生理性低血压常见于长期从事大运动量工作的人群。

低血压病。除血压低外,还伴有不同程度的其他症状。此外,一过性低血压,常与疲劳、饥饿、饮水量不足、营养不良等因素有关。出现低血压时,需及时进行治疗,也需要注意饮食调养。临床症状:头昏或眩晕,乏力疲倦,心悸,记忆力差,手脚欠温,重者可出现昏厥。低血压多属中医的"眩晕"、"心悸"范畴。

干姜粥

原料 干姜15克,粳米50克。

做法

①将干姜洗净,切成细末,粳米淘净。

②然后一同放入沙锅,加水文火煮烂成粥。

功效 温中逐寒,回阳通脉。主治低血压、虚寒腹痛、呕吐。

参薏莲子粥

原料 党参15克,薏米20克,莲子20克,红枣10克,粳米50克。

做法 将上药与粳米洗净,放入锅内加水适量,共同煮成粥。

功效 适用于气虚型低血压或脾虚型低血压。

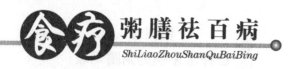

龙眼莲枣粥

原料 莲子15克，红枣5枚，龙眼15克，粳米30克。白糖适量。

做法

①莲子去皮、去芯，红枣去核。

②再与龙眼、粳米一同煮粥，加入白糖调匀即成。

功效 适用于低血压。

三黄粥

原料 黄芪、熟地黄各30克，黄母鸡1只，粳米100克。

做法

①将洗净的黄母鸡与黄芪、熟地黄一起煮。

②煮至极烂，取汁及肉，放入粳米煮成粥，加调味料即成。

功效 益气养血、提升血压。适用于气血两虚型低血压。

糯米黄芪粥

原料 糯米50克，红枣10枚，黄芪16克，人参3克。

做法

①糯米煮成粥。

②取红枣、黄芪、人参水煎取汁，加入粥内，再加入适量白糖后食用。

功效 适用于原发性低血压。

第四章
各种常见病的粥膳调理

杞莲参草粥

原料 枸杞子20克，莲子20克，党参20克，炙甘草12克，粳米50克。

做法

①将党参、炙甘草放入沙锅内加水适量，连煎2次，每次煮沸后小火煎20分钟，去渣取汁。

②粳米、枸杞子、莲子洗净和煎好的药汁一起入锅，加水适量，共同煮成粥。

功效 益气养血，升压。

人参粟米粥

原料 白参3克，红枣10枚，山药、猪瘦肉、粟米各50克。

做法

①白参煎取药汁，待用。

②猪瘦肉切片，与山药、红枣及粟米共同煮粥，粥将熟时，将白参药汁加入即可。

功效 益气养血，提升血压。适用于气血两虚型低血压。

火腿粥

原料 粳米100克，火腿150克，精盐、葱花、胡椒各适量。

做法

①先将粳米洗净，水滚后放入锅中煮粥。

②煮至大滚后10分钟，加入火腿片，用文火煮15分钟即成。食用时加入适量精盐、葱花、胡椒粉调味。

功效 健脾开胃，生津益血，升提血压。

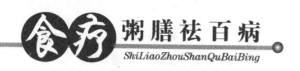

鹿肉粳米粥

原料 鹿肉500克，粳米100克，精盐2克。

做法

①先将鹿肉洗净，切片，与淘洗干净的粳米一同入锅。

②加水1000毫升，用旺火烧开。

③再转用文火熬煮成稀粥，加入少许精盐调味。

功效 补肾填精，强筋壮骨。适用于低血压、遗精、阳痿、肾虚腰痛等症。

肉苁蓉羊肉粥

原料 肉苁蓉15克，精羊肉100克，粳米半杯，姜、葱各适量，精盐适量。

做法

①分别将肉苁蓉、精羊肉洗净、切细，备用。

②肉苁蓉放入沙锅中煎汤，去渣取汁。

③羊肉、粳米与适量水一同放入锅中煮粥，待沸后加入精盐、姜、葱、肉苁蓉汁，煮成稀粥。

功效 羊肉有补肾壮阳的作用，因此低血压患者可常食羊肉以提升阳气。肉苁蓉具有补肾阳、益精血、润肠通便的功效，对低血压有一定的缓解作用。低血压患者可常食这道肉苁蓉羊肉粥。

高脂血症

高脂血症是指血中脂质的异常增高。血脂是一个总的名称，包括胆固醇、胆固醇脂酯、甘油二酯及甘油三酯。甘油三酯又名中性脂肪。临床上一般只查甘油三酯、磷脂及游离脂肪酸。血脂分内源性和外源性两种，前者使机体将非脂食物转化为血脂；后者与摄入脂质有关，摄入多，血脂就高，摄入少或无脂饮食，则血脂不高。

第四章 各种常见病的粥膳调理

祖国医学对高脂血症虽无明确记载,但有"肥人形盛气衰""肥人气虚有痰"之说。

冬瓜薏米粥

原料 连皮冬瓜100克,糯米、薏米各30克。

做法

①将连皮冬瓜、糯米、薏米分别洗净。

②一同放入锅中,加水适量煮成粥。

功效 健脾渗湿,利水降脂。

三七红枣粥

原料 三七5克,何首乌50克,粳米100克,红枣3枚,冰糖适量。

做法

①三七、何首乌洗净,放入沙锅内煎取浓汁,去渣。

②将粳米淘洗干净,加入冰糖、药汁、红枣和适量清水,共同煮粥即可。

功效 此粥可益肾养肝,补血活血,降血脂抗衰老。适用于老年人高血脂、血管硬化、大便干燥等病证。

山楂粥

原料 干山楂30~40克(鲜果60~90克),大米100克,砂糖10克。

做法

①将山楂、大米分别洗净。

②将山楂水煎后取汁,加大米一同煮成稀粥,待熟时调入砂糖,稍煮即可。

功效 降脂瘦身。适用于高脂血。

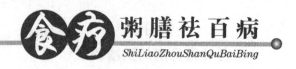

茯苓粥

原料 茯苓30克，粳米100克。

做法

①将茯苓磨成粉末，粳米洗净。

②将粳米与茯苓粉一同入锅共煮成粥。

功效 补脾。适用于脾虚型高脂血症。

双菌姜丝粥

原料 茶树菇、金针菇各80克，大米100克，精盐2克，味精1克、香油、姜丝各适量，葱少许。

做法

①茶树菇、金针菇泡发洗净，大米淘洗干净，葱洗净切花。

②锅置火上，注入清水，放入大米以大火煮至米粒开花。

③放入茶树菇、金针菇、姜丝煮至粥成，加入精盐、味精、香油调味，撒上葱花即可。

功效 此粥有降低血中胆固醇、防治动脉硬化等功效。

青蒜土豆粥

原料 大米80克，青蒜6根，土豆1个，洋葱半个，蒜末少许，高汤、奶油、精盐、胡椒粉各适量。

做法

①青蒜只留蒜白的部分，切末；土豆去皮，洗净切小块；洋葱洗净切块；大米淘洗干净。

②锅置火上，加热放奶油，放入蒜末爆香，放入青蒜、土豆块、洋葱一起炒至熟软。

③将大米放入锅，加入高汤和炒好的青蒜、土豆、洋葱，大火煮开后，转小火煮至粥熟，最后加入精盐和胡椒粉调味即可。

功效 大蒜和青蒜均具有抗癌、抗肝毒、降血糖、降血压、降血脂、抗动脉粥样硬化等作用，土豆能有效降低胆固醇，所以这道粥膳对高血脂有一定的食疗作用。

第四章
各种常见病的粥膳调理

何首乌粥

原料 何首乌50克,粳米60克,冰糖适量。

做法

①先将何首乌放入沙锅,加水浓煎取汁。

②再与粳米、冰糖同煮为粥。

功效 养肝肾,益精血。主治高脂血症、动脉硬化。

荷叶粥

原料 鲜荷叶半张或干荷叶50克,粳米60克,冰糖少许。

做法

①先将荷叶洗净切碎,放入沙锅中水煮取汁。

②再与粳米、冰糖同煮为粥。

功效 清热解暑,降脂减肥。适用于高脂血症、感冒。

萝卜香米粥

原料 白萝卜350克,香米50克,白糖5克。

做法

①白萝卜洗净,切块,加水煮熟,过滤取汁。

②香米洗净,同萝卜汁一起入锅加适量清水,用小火煮成稀粥,加白糖调味,即可做早晚餐食用。

功效 消食利膈,化痰宽中,降脂降压。

黑芝麻桑葚粥

原料 黑芝麻60克,桑葚60克,大米50克。

做法

①将黑芝麻、桑葚、大米洗净后,一同放入砂盘中捣碎。

②再放入沙锅内加清水3碗,煮成糊状后,加入白糖即可。

功效 益气养阴,降脂。

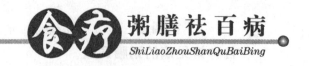

冠心病

冠心病是冠状动脉粥样硬化性心脏病的简称,是由冠状动脉粥样硬化使血管阻塞或冠状动脉痉挛而导致心肌缺血缺氧的一种心脏病,其症状表现为心绞痛、头昏目眩、心悸心慌、胸闷气短、心律不齐等。冠心病的病因主要是因血中的血脂过高,并沉积于冠状动脉壁,使血管硬化变窄所致,严重时可导致心肌梗死而死亡。

冠心病属于中医学的"胸痛""真心痛"的范畴,可分为气阴两虚型、阴阳俱虚型、阴虚阳亢型和痰痹型。对于此症,经常食用能降低血液中胆固醇浓度的食物和药物,可收到事半功倍的效果。

鲍鱼粥

原料 大米80克,鲍鱼罐头1罐,枸杞子少许,鲍汁适量,精盐、鸡精各适量,胡椒粉少许。

做法

①鲍鱼切片,枸杞子洗净。

②大米洗净,浸泡约30分钟,加适量水熬煮。

③再将鲍鱼片、枸杞子放入粥内稍煮片刻,加入精盐、鸡精、胡椒粉调味,淋入鲍汁即可。

功效 这道鲍鱼粥含有丰富的蛋白质、钙、铁、碘和维生素A等营养元素,可降低人体对胆固醇的吸收,适合冠心病患者食用。

海带粳米粥

原料 海带30克,粳米50克,精盐、麻油各适量。

做法

①先将海带用水洗净、泡发,再将海带切碎,与粳米一起加水适量,煮粥。

②加入精盐、麻油调味。

功效 软坚,散结,降脂。对冠心病的防治有一定作用。

第四章
各种常见病的粥膳调理

柠檬粥

原料 柠檬 50 克,大米 60 克,蜂蜜 30 克。

做法

①将柠檬洗净,切片;大米淘洗干净,备用。

②锅内加水适量,放入大米煮粥,八成熟时,加入柠檬片,再煮至粥熟,调入蜂蜜即成。

功效 柠檬酸有抑制血液凝固的作用,所以适宜心血管疾病患者食用。蜂蜜有清热解毒、润燥止痛等功效。适用于冠心病。

红薯棒碴粥

原料 红薯 200 克,玉米碴 200 克,枸杞子 8 克。

做法

①红薯去皮,洗净切成块。

②玉米碴去杂质淘净,枸杞子泡发好。

③将玉米碴和适量水倒入锅中,再放入红薯块,一同熬煮成粥,最后加入枸杞子再煮几分钟即成。

功效 玉米碴中富含膳食纤维,能促进肠胃蠕动,加速有毒物质的排出,帮助高脂血症患者有效减肥,对高脂血症的治疗及其并发症有较好的食疗作用。

首乌百合粥

原料 制何首乌 15 克,百合 30 克,枸杞子 9 克,红枣 6 枚,粳米 100 克,白糖适量。

做法

①先用沙锅煎煮何首乌,去渣取浓汁。

②药汁与洗净的百合、枸杞子、红枣、粳米入锅,共煮成粥,放白糖即可。

功效 滋阴降火,交通心肾。

食疗粥膳祛百病 111

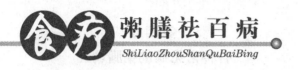

三仁粥

原料 花生仁、黄豆、板栗、白糖各30克，粳米50克。

做法

①黄豆在清水中浸泡1~2天。

②板栗去皮，花生仁和粳米洗净。

③一起放入沙锅，加水文火炖煮成粥，加入白糖即成。

功效 活血补血，强身壮体。主治冠心病、高血压。

陈苓山楂粥

原料 陈皮20克，茯苓50克，山楂40克，粳米100克，砂糖15克。

做法

①将陈皮、山楂分别用水浸洗干净。

②将陈皮、山楂一同放入沙锅中煎取浓汁。

③去渣后加入茯苓、粳米、砂糖熬粥即成。

功效 适用于冠心病。

什锦麦仁粥

原料 大麦仁、小麦仁、莜麦仁各150克。

做法

①将大麦仁、小麦仁、莜麦仁分别淘洗干净，放入盆中混合均匀，压成扁片备用。

②坐锅点火，加入适量清水，下入压好的大麦仁、小麦仁、莜麦仁，先用旺火煮约10分钟，再转小火煮1小时至粥将成，然后熄火焖20分钟左右，即可盛出食用。

功效 对心血管疾病有裨益。

第四章
各种常见病的粥膳调理

菊花肉丝粥

原料 鲜菊花 30 克，猪瘦肉 150 克。

做法

①鲜菊花洗净，摘下花丝；猪瘦肉洗净，切成丝，备用。

②炒锅置火上，倒入油烧热，放入姜丝、葱末炝锅，放入猪肉略炒，加水适量，用旺火烧沸，再用文火煮约 10 分钟，撒入菊花，加入精盐、味精调匀即成。

功效 适用于冠心病、高血压患者。

什锦蔬菜粥

原料 大米半杯，西兰花、洋葱、香菇、胡萝卜丝各 50 克，高汤适量，盐 1 小匙，胡椒粉、香油各少许。

做法

①大米淘洗干净，用清水浸泡 30 分钟，备用；西兰花用开水氽透，撕成小朵备用。

②锅内加入大米和高汤，用大火煮开。

③加入洋葱、香菇及胡萝卜丝，改小火煮至米粒黏稠，再放入氽烫过的西兰花，煮开后加盐、胡椒粉、香油调味即可。

功效 适用于冠心病。

麦冬粥

原料 麦冬 30 克，生地黄 30 克，薏米 50 克，生姜 10 克，大米 100 克。

做法

①将生姜、麦冬、薏米、生地黄、大米分别洗净。

②将生姜切片与麦冬、生地黄、薏米同煎。

③去渣取汁，与大米煮粥。每日 1 剂，分 2 次服食。

功效 滋阴降火，交通心肾。

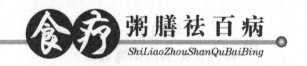

动脉粥样硬化

高脂血会使脂质在血管内膜下大量沉积，这种现象被称为动脉硬化。

动脉硬化会使血液中的其他物质，如钙质、复合糖类等在血管内膜下附着沉积，使动脉弹性减弱、变脆，血管管腔变窄，甚至引起血管堵塞、血栓等。因为血管中沉积的脂质看起来像黏稠的粥一样，故动脉硬化俗称为动脉粥样硬化。

这种病在早期多无症状，随着病情的发展可表现为体力与脑力的衰退，并可出现胸闷、心悸及心前区闷痛，脑动脉硬化患者可出现头痛头晕、记忆力减退等症状。

动脉硬化多发生于40岁以上的男性及绝经后的女性，且严重危害老年人的健康。

一般认为，血管壁本身随着年龄的增长可出现内皮变厚、增生、弹性组织变性等状况，从而使血管变硬，再加上动脉内脂质的沉积，最终导致此症的发生。

要治疗动脉硬化，需要特别科学的饮食习惯。常吃银耳、黑木耳、牛蒡根、鲜桃、猕猴桃、桃花、玉米须、枸杞子、嫩桑叶等食物，对动脉硬化患者有一定益处。

绿豆玉米粥

原料 绿豆50克，玉米碴120克。

做法

①绿豆去杂，洗净，备用。

②锅内加水适量，放入绿豆煎煮10分钟后，撒入玉米碴，再煮至粥熟即成。

功效 绿豆能清热解毒、降压明目、利尿消肿。玉米能降低血液中胆固醇，减轻高血压、冠心病、动脉硬化等心血管疾病症状，并能延缓衰老。适用于动脉硬化、高血压、冠心病等。

第四章
各种常见病的粥膳调理

昆布玉米粥

原料 昆布20克,玉米面30克,粳米100克。

做法
①昆布用水浸半日,洗净,切丝,与粳米一起加水适量先煮。
②玉米面加水调成糊状,待煮至粳米开花后,将玉米糊搅入粥中,再煮片刻即可。可加少许精盐调味。

功效 祛痰降浊,健脾养胃。适用于动脉硬化伴有肥胖、嗜睡、口中发黏等。

猕猴桃西米粥

原料 西米100克,猕猴桃200克,红糖适量。

做法
①将猕猴桃洗净、去皮,切成小块;西米淘洗干净,放入清水中浸泡30分钟备用。
②坐锅点火,加入适量清水烧开,先下入猕猴桃块、西米旺火烧沸,再撇去浮沫,转小火熬煮至米粥熟烂、黏稠,然后加入红糖搅拌均匀,即可盛出装碗。

功效 补肺润肠,软化血管。

魔芋大蒜粥

原料 魔芋150克,大蒜25克,大米100克。

做法
①将魔芋洗净,切成小块,大蒜去皮,切片;大米淘洗干净,备用。
②锅内加水适量,放入大米煮粥,五成熟时加入魔芋块、大蒜片,再煮至粥熟即成。

功效 魔芋含有丰富的纤维素,可促进胃肠蠕动,加速排便,有利于体内有毒物质的迅速排出。魔芋还具有降低胆固醇的功能,适宜动脉硬化等心血管疾病患者食用。大蒜可稀释血液中胆固醇的浓度，心血管疾病患者应经常食用。所以本粥尤其适用于动脉硬化、冠心病等。

薤白山楂粥

原料 干薤白10克，山楂15克，粳米50克。

做法 上3味放入锅内加水适量，共同煮成粥。

功效 宽胸理气，祛瘀止痛。适用于动脉硬化证属气滞血瘀者。

牛肉蔬菜粥

原料 大米饭50克，牛肉40克，菠菜20克，土豆块、胡萝卜块、洋葱片各少许，精盐少许，肉汤100克。

做法 ①牛肉洗净，剁碎；菠菜、胡萝卜、洋葱、土豆均洗净，放入锅中炖熟，捣碎备用。

②坐锅点火，倒入肉汤和适量清水，先下入米饭、蔬菜、肉末煮至粥将成，再加入精盐调匀即成。

功效 防治动脉硬化症。

参芪莲花粥

原料 党参、黄芪、雪莲花、红花各10克，大米100克，白糖少许。

做法 ①将诸药择净，放入药罐中，加清水适量，浸泡5~10分钟。

②水煎汁，同大米煮粥，待熟时调入白糖，再煮一二沸即成。

功效 益气活血，通络散瘀。适用于血液黏稠度升高、心悸、肢软乏力等。

第四章
各种常见病的粥膳调理

菠菜海米粥

原料 大米100克，菠菜50克，海米15克，精盐适量。

做法

①将菠菜洗净，放入开水中焯烫一下，捞出沥干，切成段；海米放入清水中泡好；大米淘洗干净备用。

②坐锅点火，加入适量清水，先下入大米、海米煮至粥将成，再放入菠菜煮匀，然后撒入精盐调好口味，即可出锅装碗。

功效 有效预防动脉硬化。

豆浆粥

原料 豆浆汁500毫升，粳米50克，砂糖或精盐少许。

做法

①将豆浆汁和粳米同入沙锅内。

②煮至粥稠，表面有粥油为度。每日早晚餐温热食用。

功效 补虚润燥。适用于动脉粥样硬化、高血压。

大蒜粥

原料 紫皮大蒜30克~50克，粳米100克。

做法

①大蒜去皮后在沸水中煮1分钟左右捞出。

②然后将粳米放入煮蒜水中煮粥，至八成熟时，放入先前捞出的蒜头，同煮至粥熟即可。

功效 降血压，降血脂，软化血管，还能抗痨、止痢。

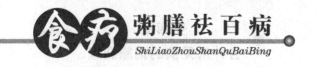

贫 血

在我国，女性、儿童比较容易贫血，而孕妇则是缺铁性贫血的高发人群。贫血多因造血营养素摄入不足，如铁、叶酸或维生素B_{12}等缺乏所引起。轻度贫血基本没有任何明显症状，中度以上贫血则会出现脸色苍白或萎黄、头晕无力、眼睑或嘴唇淡白、指甲变形或易断等症状。

牛奶红枣豌豆粥

原料 大米100克，牛奶1000毫升，红枣、豌豆适量，红糖5克。

做法

①大米洗净，用清水浸泡；红枣、豌豆洗净，并将红枣去核。

②锅置火上，放入大米、豌豆、红枣，加适量清水煮至粥成。

③倒入牛奶煮至沸，放入红糖调匀后便可装碗。

功效 此粥具有补血养血，强健骨骼的作用。

龙眼莲子粥

原料 龙眼肉5个，莲子15克，糯米30克。

做法

将上述用料一同煮成粥后食用。

功效 补气益血。主治气血亏虚型贫血。

芪枣羊骨粥

原料 羊骨1000克左右，黄芪30克，红枣10枚，粳米100克。

做法

①先将羊骨打碎与黄芪、红枣入沙锅，加水煎汤。

②然后取汁代水煮粥，待粥将成时，加入精盐、生姜、葱白调

第四章
各种常见病的粥膳调理

味,稍煮即可。温热空腹食用,10~15日为1个疗程。

功效 补肾强筋,益气养血。

鸡蛋猪腰粥

原料 鸡蛋1个,猪腰1只,糯米60克。

做法

①猪腰去筋膜切片,鸡蛋打碎加入调料拌匀。

②糯米煮粥,将成时加入鸡蛋、猪腰稍煮即可。

功效 补肾健脾。

桑葚粳米粥

原料 桑葚15克,粳米50克。

做法

将上药及粳米洗净,放入锅内,加水适量,共同煮成粥。

功效 滋阴补血。适用于贫血伴有口干,足手心热,舌红无苔或少苔,脉细等。

红枣桑皮粥

原料 大米100克,红枣5枚,杏仁适量,生姜10克,桑皮1块,牛奶50克。

做法

①将杏仁去皮、尖,洗净,研成泥,放入牛奶中搅拌均匀,过滤取汁;生姜洗净,切成片;桑皮去浮灰,放入锅中煎取药汁;红枣洗净、去核,放入温水中浸泡;大米淘洗干净,捞出沥干备用。

②坐锅点火,加入适量清水,下入大米、生姜片、桑皮药汁、杏仁牛奶汁、红枣,用大火煮沸后撇去浮沫,再改用小火煮至粥成,即可出锅装碗。

功效 补充气血,安神养心。

食疗粥膳祛百病　119

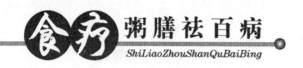

猪肝菠菜粥

原料 猪肝200克，菠菜1棵，大米2杯，盐2小匙。

做法

①大米淘洗干净，加适量水以大火煮沸，煮沸后转小火煮至米粒熟软。

②猪肝洗净，切成薄片；菠菜去根和茎，留叶，洗净，切成小段。

③将猪肝片加入粥中，下菠菜煮沸，加精盐调味即成。

功效 补血止血、利五脏、通血脉、止渴润肠、滋阴平肝、助消化。适用于贫血。

猪血鲫鱼粥

原料 生猪血500克，鲫鱼100克，白米100克，白胡椒若干。

做法

①生猪血洗净，切方丁。

②鲫鱼去鳞和内脏，洗净，切段；白米淘净。

③将以上材料一起煮粥，注意不要放精盐。

功效 常服可治贫血、头痛。

鸡血菠菜粥

原料 鸡血50克，菠菜50克，粳米50克，精盐、麻油各少许。

做法

①将鸡血蒸熟切丝，菠菜洗净切碎。

②将粳米洗净放锅内，加水煮成粥，待粥煮熟时放入鸡血丝及菠菜，用精盐、麻油调味，稍煮片刻即成。

功效 养胃补血。适用于脾胃虚弱型贫血。

第四章 各种常见病的粥膳调理

什锦牛肉粥

原料 大米200克，牛肉150克，玉米粒30克，冷冻什锦蔬菜50克。葱末5克，精盐、淀粉、酱油、香油各少许。

做法

①将牛肉洗净、切丝，加入酱油、淀粉拌匀；大米淘洗干净备用。

②坐锅点火，加入适量清水，先下入大米、玉米粒、什锦蔬菜煮至粥将成，再放入牛肉丝煮匀，然后加入精盐、香油、酱油、葱末调匀即成。

功效 预防贫血，增强体力。

第三节 消化系统常见疾病

消化不良

消化不良是对与饮食有关的一系列胃部不适症状的总称。中医认为消化不良是由胃酸虚弱、气机不利、胃失和降引起的；西医认为是胃动力障碍所引起的疾病，也包括胃蠕动不好的胃轻瘫和食道反流。消化不良的发生率会随着年龄的增大而增加，若不适症状持续没有改善，则可能是患有胃酸过低症，也可能是胃癌的初期症状，需特别注意。此外，怀孕女性、大量吸烟者、便秘者及肥胖者特别容易消化不良，饮食速度太快、吃得过于油腻或吃得太多、精神不愉快、长期闷闷不乐或突然受到猛烈的刺激等也均可引起消化不良。

蜂蜜西红柿粥

原料 新鲜西红柿50克，葡萄干1大匙，薏米、糯米各3大匙，蜂蜜适量。

做法

①将薏米浸泡4小时，糯米浸泡2小时。

②将浸泡好的薏米和糯米放入

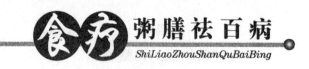

锅中,加入适量水,以小火熬煮至熟软成粥。

③新鲜西红柿洗净去蒂,切成块状,放入粥里,加入葡萄干和适量蜂蜜调匀,再焖10分钟即可。

功效 生津止渴、健胃消食。

蔬菜面包粥

原料 胡萝卜末、白菜末、豆腐各50克,吐司面包2片,高汤、精盐各适量。

做法

①将吐司面包的硬边切掉、余下部分切碎。

②锅中倒入高汤煮沸,将胡萝末及白菜末放入高汤中煮软。

③豆腐研碎,下锅,放少许精盐调味。

④将碎面包下入锅中,略焖一下即可。

功效 此粥能增进食欲,促进消化预防便秘,对嗓子疼痛、外伤肿痛、蚊虫叮咬、胃痛、牙痛等也有缓解作用。

菜花大米粥

原料 大米、菜花各150克,猪肉末50克,精盐、味精、熟猪油各少许。

做法

①将菜花洗净,切成碎粒;大米淘洗干净备用。

②坐锅点火,加入适量清水,先下入大米煮沸,再放入菜花、猪肉末、熟猪油熬至粥熟,然后加入精盐、味精调匀,即可装碗上桌。

功效 生津止渴,有助消化。

第四章
各种常见病的粥膳调理

白萝卜粥

原料 白萝卜150克,大米100克,精盐1克,味精2克。

做法

①将白萝卜洗净,切成小块;大米淘洗干净,备用。

②锅内加水适量,放入大米煮粥,五成熟时加入白萝卜块,再煮至粥熟,调入精盐、味精即成。

功效 萝卜有宽中下气、消积化痰等功效。适用于消化不良之食积胸闷。

高粱鱼粥

原料 高粱米150克,鲫鱼1条(约250克),葱花25克,姜末5克,精盐、绍酒各1/2小匙,香醋1小匙,味精、香油、橘皮各适量。

做法

①将高粱米用清水泡发,反复淘洗干净;鲫鱼宰杀后去鳞、去鳃、除内脏,洗净备用。

②锅置旺火上,先放入鲫鱼、绍酒、葱花、姜末、香醋、精盐和适量清水烧开,再转小火煮至鱼肉熟烂;然后用汤筛过滤,去渣留汁,再加入高粱米、橘皮煮至将粥成,最后撒入味精,淋入香油,调匀后即可装碗。

功效 补气清胃,有助消化。

九谷粥

原料 糙米、黑糯米、燕麦、小麦、荞麦、玉米、小米、红薏仁、莲子肉、芡实各10克。

做法

①上料洗净,浸泡1小时。

②先将水煮沸,加入所有材料,中慢火煲粥,粥成后可淡食或加入糖或精盐调味。

功效 补脾益胃,营养平衡,去胃肠积滞,通利二便。

杨桃西米粥

原料 杨桃、胡萝卜各30克，西米70克，白糖4克。

做法

①西米泡发洗净，杨桃洗净切丁，胡萝卜去皮洗净，切丁。

②锅置火上，倒入适量清水，放入西米，以文火煮开。

③再加入杨桃、胡萝卜同煮至粥成浓糊状，调入白糖拌匀即可。

功效 此粥可消食通便，促进消化。

山楂双豆粥

原料 白小米100克，红豆、红芸豆各10克，山楂20克，红糖5克。

做法

①大米、红豆、红芸豆洗净，入清水中浸泡2小时，山楂洗净。

②锅置火上，注入清水，放入大米、红豆、红芸豆、山楂煮至米粒开花。

③再放入红糖稍煮后调匀即可。

功效 此粥可利水除湿、消肿解毒、健胃消食。

木瓜粥

原料 木瓜肉250克，粳米100克，白糖适量。

做法

①将木瓜肉洗净，切成小块。

②放入八成熟的粳米粥内，再煮至粥熟，调入白糖即成。

功效 健脾开胃，清暑消渴。适用于消化不良、胃脘不适、暑热烦渴等。

第四章
各种常见病的粥膳调理

山楂粥

原料 大米150克,山楂15克,白糖适量。

做法

①将山楂去核、洗净;大米淘洗干净,放入清水中浸泡1小时,捞出沥干备用。

②将山楂、大米一同放入锅中,加入适量清水,先置旺火上烧沸。

③再改用小火煮35分钟至粥将熟,然后加入白糖调匀,即可出锅装碗。

功效 开胃消食,化积通便。

小麦曲粳米粥

原料 小麦曲20克,粳米50克。

做法

①炒小麦曲,水煎取汁。
②加入粳米煮粥食用。

功效 消食化积。适用于伤食型腹胀、腹痛、纳呆。

便 秘

便秘是由于大肠蠕动缓慢,水分吸收过多,使干而硬的粪块堆积在大肠,形成大便秘结不通的病证。便秘的原因很多,如膈肌、腹肌、提肛肌、肠平滑肌衰弱造成排便动力缺乏、肠道反射能力减弱、神经精神紊乱、部分肠梗阻、直肠肛门肌疾患、溃疡病、腹腔肿瘤、子宫肌瘤、卵巢囊肿、慢性铅中毒及某些药物的副作用等均可引起便秘。但最常见的原因是不规则的排便习惯。

苏麻粥

原料 苏子15克,麻子仁10克,糯米50克。

做法

上药研细,加糯米同煮粥食。

功效 润肠通便。

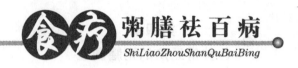

玉米红豆粥

原料 玉米粒、红豆、豌豆各30克，大米80克，精盐3克，味精少许。

做法
①玉米粒、豌豆洗净，红豆、大米泡发洗净。
②锅置火上，注水后，放入大米、玉米粒、豌豆、红豆煮至米粒绽开。
③再用小火煮至粥成，调入精盐、味精煮至入味即可。

功效 这道玉米红豆粥中含有多种粗纤维食物，可以在一定程度上防治便秘，具有清肠的作用。

当归芝麻粥

原料 当归20克，黑芝麻6克，粳米50克，蜂蜜少许。

做法
①煮当归取汁。另烧热锅，放入黑芝麻，用中火炒熟，有香味时取出。
②粳米洗净后放入锅内，加入药汁，用武火烧沸后，转用文火煮，至米八成熟时，放黑芝麻、蜂蜜，拌匀，继续煮至米烂成粥。

功效 养血，润燥，通便。

韭菜玉米粥

原料 韭菜200克，玉米碴100克。

做法
①将韭菜洗净，切段，备用。
②锅内加水适量，烧开后撒入玉米碴（边撒边搅拌，以防黏连），煮到八成熟时放入韭菜段，再煮至粥熟即成。

功效 韭菜和玉米碴均含有大量的纤维素，能促进胃肠蠕动，加快粪便的排出。适用于习惯性便秘。

第四章
各种常见病的粥膳调理

芝麻杏仁粥

原料 黑芝麻、杏仁各30克，粳米60克，当归9克。

做法

①将黑芝麻、杏仁、粳米、当归分别洗净。

②前3味浸水后磨成糊状，煮熟后用当归煎汁调服。每日1次，连服数日。

功效 滋润生津，润肠通便。

松仁米粥

原料 松仁15克，粳米30克。

做法

先煮粳米粥，后将松仁和水研末作膏，放入粥内，煮二三沸。

功效 有生津润燥、通便润肠之功效。

风味薯粥

原料 大米200克，红薯丁300克，鸡肉丁、胡萝卜丁各50克，荸荠丁、水发青豆各25克，虾米10克，精盐适量，胡椒粉、味精各1/2小匙，色拉油2大匙。

做法

①将大米淘洗干净；虾米放入温水中泡软，再放入热油中炒香，盛入碗中；青豆淘洗干净，浸泡12小时备用。

②铝锅上火，加入适量清水，先下入大米、虾米、鸡肉丁、红薯丁、胡萝卜丁、青豆旺火煮沸。

③再转小火熬煮至米粥黏稠，然后放入荸荠丁续煮5分钟，待米粒开花、熟烂时，撒入精盐、胡椒粉、味精调匀即成。

功效 滑肠通便，利于减肥。

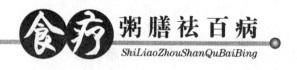

三仁粥

原料 桃仁、松子各15克,麻子仁2克,糯米适量。

做法

将3味研细加糯米、水适量,共同煮成粥。

功效 润肠通便。

蜂蜜麻仁粳米粥

原料 火麻仁10克,粳米100克,葱丝、蜂蜜各适量。

做法

①将火麻仁研碎,加水滤过,取汁,加入粳米。

②煮成稀粥,加入葱丝、蜂蜜即可,早晚食用。

功效 润肠通便。适用于体虚肠燥、大便秘结等症。

桂花糖藕粥

原料 糯米300克,鲜藕200克,花生、红枣各50克,白糖100克,桂花酱3大匙。

做法

①将糯米淘洗干净,放入清水中浸泡3小时;红枣去核,洗净;花生用清水洗净备用。

②将鲜藕洗净、去皮,用刀切成片,再放入沸水锅中,加入白糖,用小火煮至熟烂,制成糖藕待用。

③坐锅点火,加入清水烧开,先放入泡好的糯米煮至米粒开花,再下入桂花酱、糖藕、花生、红枣,用小火煮至熟烂,即可盛入碗中。

功效 排便去毒,补充营养。

第四章
各种常见病的粥膳调理

腹 泻

腹泻是一种由多种因素引起的,以大便次数增多和大便性状改变为特点的常见病证。常年都可发生,夏秋季较多见。分为急性腹泻和慢性腹泻。

急性腹泻包括如下疾病:急性肠道感染如病毒性、细菌性、阿米巴性、血吸虫性等;急性中毒如细菌性食物中毒以及其他原因中毒引起的腹泻;急性全身感染引起的腹泻,如伤寒、败血症、霍乱等。

慢性腹泻包括如下疾病(慢性腹泻是指病程在2个月以上或间歇2~4周又发作的腹泻):消化性疾病如慢性溃疡性结肠炎、慢性细菌性痢疾、肠结核、肠寄生虫、肠恶性肿瘤、吸收不良综合征、胃大部分切除术后、慢性胰腺炎、肝硬化等;全身性疾病如甲状腺功能亢进、类癌综合征、糖尿性肠病、尿毒症、神经性腹泻等。

临床症状为排便次数多于平时,粪便稀薄,或水样,或含有脓血,或伴有腹痛、肠鸣、纳差等。中医称腹泻为"泄泻"。

参莲粥

原料 党参15克,莲子30克,粳米40克,红枣6枚,红糖少许。

做法
①将党参、莲子研成细末,红枣去核切碎。
②与粳米一起放入锅中煮粥,粥成后加入红糖调味服食。

功效 益气健脾,止泻。适宜于脾胃气虚,常表现为少气无力、腹胀纳呆的慢性肠炎患者。

山豆粥

原料 山药、茯苓、苡仁、红豆、泽泻、扁豆各60克,粳米50克。

做法

①将上述各味研成粗末,置锅内用小火加热,不断翻动。

②炒至呈黄色发出微香时,取出放凉,密封保存。食用时取药末20克与粳米共同煮粥服食。

功效 健脾益气,渗湿止泻。适用于脾虚不能运湿、湿自内生,表现为腹痛肠鸣、腹泻日久的慢性肠炎患者。

芡实粥

原料 芡实5克,粳米25克,白糖适量。

做法

①将芡实、粳米分别洗净。

②将粳米煮熟,加入芡实末、白糖,略煮即可。

功效 补脾益肾。主治慢性腹泻,属肾阴虚衰型。

扁豆薏苡仁粥

原料 炒扁豆、薏苡仁各20克,粳米100克。

做法

将上3味洗净,放锅内共同煮成粥。可加精盐或红糖等调味。

功效 健脾止泻,利湿。治疗脾胃虚弱型慢性腹泻。

三豆瓜仁粥

原料 绿豆、扁豆、红豆各10克,冬瓜150克,薏苡仁50克,白糖少许。

做法

①将冬瓜洗净,切块。

②三豆、薏苡仁同放入锅内,

第四章 各种常见病的粥膳调理

加清水适量,武火煮沸后,转文火煮至熟。

③下白糖,煮一二沸即成。

功效 清除湿热。适用于腹泻腹痛,泻下急迫,或泻而不爽。

扁豆板栗粥

原料 白扁豆(炒)60克,板栗、粳米各100克。

做法

①将板栗去皮切碎,白扁豆、粳米洗净。

②共置锅内,加水煮粥食用。

功效 健脾益气,固肠止泻。适用于脾胃虚弱型腹泻。

酸甜乌梅粥

原料 乌梅20克,粳米100克,红糖、醋、香油各适量。

做法

①将乌梅洗净,粳米淘洗净,浸泡半小时。

②将粳米、乌梅一同放入锅中,加适量水,以中火慢慢熬煮。

③待米烂熟时,加入红糖、醋稍煮,最后淋入香油即可。

功效 此粥具有泻肝补脾、涩肠止泻的功效。

石榴皮粥

原料 石榴皮10克,粳米50克。

做法

①石榴皮放器皿内,加水适量,煮15~20分钟,去渣存药汁。

②粳米加水煮成粥,再将药汁加入粥内稍煮片刻即成。

功效 治疗慢性泻泄,用于久泻、久痢不止的脾虚型腹泻等。

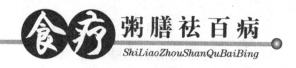

莲子瘦肉粥

原料 猪瘦肉、大米各100克,莲子、芡实各10克,调味品适量。

做法

①将猪肉洗净,切丝,勾芡。

②大米、莲子、芡实淘净,放入锅中,加清水适量煮粥,待沸后下猪肉,煮至粥熟时下调味品,再煮一二沸即成。

功效 健脾益气。适用于大便时溏时泄,水谷不化。

荔枝淮山粥

原料 荔枝干、淮山药各15克,莲肉9克,红枣10枚,粳米50克。

做法

①将荔枝干、淮山药、莲肉、红枣、粳米分别洗净。

②荔枝去核留肉,红枣去核和莲肉、粳米、淮山药一起放入沙锅加水煮成粥食用。

功效 健脾渗湿,补血益气,温阳止泻。适用于慢性腹泻。

食欲不振

食欲不振就是对食物没有兴趣。一般来说,由于过量的工作、运动及生活不规律造成的身心疲惫、工作压力大,因对未来过分担心而造成的精神紧张等,均可能导致暂时性食欲不振。此外,过食、过饮、运动量不足、慢性便秘也可能导致食欲不振。由以上原因引起的食欲不振介于健康与疾病之间,因此是一种亚健康状态的表现。胃是消化系统中的重要器官,造成食欲不振的原因大多是胃受到了损伤。治疗过程中,一些药物也会对胃造成伤害。因此,最好不用刺激性药物治

第四章 各种常见病的粥膳调理

疗，食疗是治疗胃病的首选方法，既方便又安全，且不用花大量的金钱。

鸡丝枸杞粥

原料 大米80克，熟鸡丝100克，枸杞子20克，精盐少许。

做法

①大米洗净，用清水浸泡30分钟，枸杞子用凉开水泡软。

②将大米放入锅中，加适量水熬煮成粥，然后加入鸡丝、枸杞子。

③煮至鸡肉熟后放精盐，煮一下即可熄火。

功效 此粥具有调理脾胃，促进食欲、安神祛火的功效。

菠菜虾皮粥

原料 大米150克，菠菜200克，虾皮10克，精盐、味精、猪油各适量。

做法

①将大米洗净；虾皮、菠菜分别洗净，用沸水略焯，切碎备用。

②锅中加入清水，先下入大米煮至五分熟，再放入虾皮、猪油，用小火煮至米粒开花，然后关火，加入菠菜、精盐、味精调匀即可。

功效 增强体质，促进食欲。

水果甜粥

原料 大米100克，梨、橘子各1个，蜜枣30克，冰糖适量。

做法

①梨削皮，去核，切块；猕猴桃去皮，切块；橘子去皮，取瓣；大米淘洗干净。

②锅置火上，放入清水、大米先以大火煮沸，再转用小火熬煮成粥，加入冰糖调味。

③将梨块、猕猴桃块、蜜枣、橘子瓣置于粥上即可。

功效 增进食欲，促消化，防止便秘。

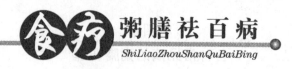

银鱼枸杞粥

原料 大米80克,银鱼100克,枸杞子少许,精盐适量。

做法

①大米洗净,加水浸泡1小时,银鱼冲洗后沥干水分,备用。

②锅炉中放入大米和适量水,用大火煮开后,改小火煮至米粒开花。

③加入银鱼和枸杞子,继续煮10分钟,再加精盐调味即可。

功效 此粥非常适合脾胃虚弱、食欲不振及慢性腹泻者食用,干咳少痰、形体消瘦者也可常食。

党参黑米粥

原料 党参、白茯苓各15克,黑米100克,冰糖适量,生姜5克。

做法

①将党参、生姜、白茯苓洗净切片,黑米洗净,冰糖捣碎。

②将党参、白茯苓、黑米、生姜、冰糖放入锅内,加适量水。

③锅置武火上烧开,改用文火熬2小时即成。

功效 此粥可补中益气、健脾养胃。适用于气虚体弱、脾胃虚弱、全身倦怠无力、食欲不振、大便稀溏等症,但湿热、胃热者忌用。

排骨山药粥

原料 鲜山药120克(干品50克),排骨120克,鸡蛋1个,芹菜2根,粳米60克,胡椒粉、精盐各少许。

做法

①排骨除去油脂洗净,放入沙锅中,加水用武火煮沸,改用文火煮20分钟,捞出排骨做成高汤。

②将粳米淘洗,滤干水倒入高

第四章
各种常见病的粥膳调理

汤中，文火煎煮成稀粥。

③山药洗净去外皮研磨成泥，徐徐加入沸腾的稀粥中搅拌。

④加入打匀的鸡蛋，加少许精盐；芹菜除叶洗净切细丝，入锅中，再撒入胡椒粉，搅拌均匀，去火即成。

功效 益气健脾。适用于食欲不振。

鸭汤米粥

原料 大米150克，葱末15克，精盐、味精各少许，鸭汤300毫升。

做法

①将大米淘洗干净，放入清水中浸泡；鸭汤过滤备用。

②锅中加入适量清水，先放入鸭汤、大米旺火烧沸，再撇去浮沫，转小火熬煮至粥将成，然后加入精盐、味精、葱末煮匀，即可出锅。

功效 有效改善食欲不振。

猪血黄鱼粥

原料 大米80克，黄鱼50克，猪血100克，精盐3克，味精2克，料酒、姜丝、香菜末、香油各适量。

做法

①大米淘洗净，用清水浸泡；黄鱼洗净切小块，用料酒腌渍；猪血洗净切块，放入沸水中稍烫后捞出。

②锅置火上，放入大米，加适量清水煮至五成熟。

③放入鱼肉、猪血、姜丝煮至粥将成，加精盐、味精、香油调匀，撒上香菜末即成。

功效 此粥可增进食欲、补血美容。

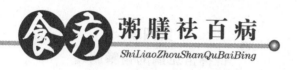

山楂丹参粥

原料 大米100克，干山楂片30克，丹参15克，白糖少许。

做法

①将山楂片、丹参洗净；大米淘洗干净备用。

②坐锅点火，加入适量清水，放入山楂片、丹参煮约15分钟，滤除杂质后加入大米续煮至粥将成，再加入白糖调好口味，即可出锅食用。

功效 有效改善食欲不振。

百合绿豆粥

原料 糯米、绿豆各50克，干百合20克，冰糖适量。

做法

①干百合洗净，泡水备用；绿豆、糯米分别洗净浸泡两三个小时。

②锅置火上，放入清水、绿豆、糯米，大火煮开后转小火熬煮约30分钟，放入百合续煮约10分钟，加入冰糖煮化开即可。

功效 增进食欲，降血脂，解毒护肝。

胃 痛

胃痛，又称胃脘痛，以胃脘部经常发生疼痛为主症，其主要部位在胃脘近心窝处，痛时可牵连胁背或兼见恶心、呕吐、吐酸、嘈杂，大便溏薄或秘结，甚至呕血、便血等症。多见于急慢性胃炎、消化性溃疡、胃癌、胃肠神经官能症等。

中医认为，此病多为外受寒邪，病邪犯胃，或肝气郁结，横逆犯胃，或脾胃虚弱，中焦虚寒所为，理气止痛为常用方法。

第四章
各种常见病的粥膳调理

白及糯枣粥

原料 白及粉35克,红枣10枚,糯米140克,蜂蜜70克。

做法

①将红枣去核,与糯米同煮为粥。

②等熟时调入白及、蜂蜜,稍煮即成,每日早晚各服1次,连服10天。

功效 可活血化瘀,理气和胃。适用于瘀血阻滞之胃脘疼痛,痛处固定不移而拒按等。

五谷鸡丁粥

原料 五谷米80克,鸡胸肉丁80克,黄豆、毛豆、胡萝卜、湿花生各20克,白果、香菇末各10克,香菜少许。精盐1/2小匙,酱油1大匙,胡椒粉少许,香油、色拉油各1小匙。

做法

①将鸡肉丁放入酱油中腌渍片刻;五谷米、黄豆均淘洗干净,放入温水中浸泡1小时,与湿花生一起放入锅中,煮成干饭备用。

②另起锅,加油烧热,先下入香菇末炒香,再加入适量清水,放入胡萝卜丁、白果,用旺火煮沸,然后放入五谷米饭、毛豆、鸡肉丁煮至粥将成,再撒入精盐,淋入香油,即可盛出食用。

功效 养胃健脾,滋阴补肺。

百合红糖粥

原料 百合60克,糯米、红糖各适量。

做法

①将百合、糯米分别洗净。

②将百合加糯米、红糖同煮粥即可。每日1次,连服7~10日。

功效 此方主治胃痛、心烦不眠。

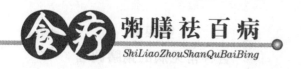

花生紫米粥

原料 紫糯米50克,花生15粒,精盐少许。

做法

①将紫糯米、花生洗净。

②锅中加入适量清水,大火烧开,放入紫糯米和花生,煮开后转小火,熬成粥。

③粥将熟时,放少许精盐调味即可。

功效 紫糯米有温暖脾胃、补益中气的功效,对脾胃虚寒、食欲不佳、腹胀腹泻有一定的缓解作用;花生具有扶正补虚、健脾和胃的功效。两者合用具有健脾和胃、止痛的功效,适宜胃痛者长期食用。

红枣粳米粥

原料 糯米100克,红枣10枚。

做法 将上2味同煮稀饭常食。

功效 养胃,止痛。

吴茱萸干姜粥

原料 吴茱萸2克,大米50克,干姜3克,葱白2根。

做法 将吴茱萸择净,研为细末;姜、葱洗净,切细;大米淘净,放入锅中,加清水适量煮粥,待熟时调入吴茱萸粉、葱、姜等,再煮一二沸即成,每日1剂。

功效 温中健脾、理气止痛。

第四章 各种常见病的粥膳调理

奶糖大米粥

原料 大米 200 克,牛奶 100 克,枸杞子 10 克,白糖 2 大匙。

做法

①将大米淘洗干净,放入清水中浸泡 2 小时,捞出沥干;枸杞子去除杂质,洗净备用。

②坐锅点火,加入适量清水烧开,先放入牛奶、枸杞子、白糖略煮;再下入大米煮滚,然后转小火慢煮至米粒开花,即可盛入碗中。

功效 益精强志,补中养胃。

良姜橘皮粥

原料 高良姜 50 克,橘皮 10 克,粳米 500 克,白糖适量。

做法

①高良姜、橘皮加水同煎两次,每次用水 400 毫升,煎半小时,两次混合,去渣留汁于锅中。

②再将粳米淘净放入,增加清水 500 毫升,用小火慢熬至粥熟。

③下白糖,调溶。

功效 适用于胃腹绞痛、呕吐、水泻。

陈皮苏叶粥

原料 大米 80 克,紫苏叶 10 克,陈皮 10 克。

做法

①紫苏叶洗净,切碎备用。

②陈皮装入茶叶袋,大米洗净。

③将大米、陈皮放入锅中,加入适量清水。大火煮开后转小火,熬到粥体浓稠。

④放入紫苏叶碎,再煮 1 分钟即可。

功效 陈皮行气健脾,对脾胃不和、胀满有疗效;紫苏叶有驱寒、理气、和胃的功效。这道粥对风寒感冒、气滞胃痛有非常好的疗效。

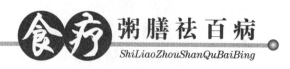

栗姜枣粥

原料 大米150克，红枣、板栗、山药各60克，生姜8克，红糖适量。

做法

①将板栗去壳；红枣去核、洗净；山药、生姜均去皮、洗净、切成块；大米淘洗干净，捞出沥干备用。

②坐锅点火，加入适量清水，先下入板栗、红枣、山药、生姜、大米用旺火煮沸，再转小火煮至粥将成；然后加入红糖调好口味，略煮片刻，即可出锅装碗。

功效 养胃健脾，强腰补血。

胃及十二指肠溃疡

胃及十二指肠溃疡是一种由酸性胃液刺激而发生的胃或十二指肠的内壁溃烂或受伤。胃溃疡疼痛多出现在饭后半小时至2小时，而十二指肠溃疡疼痛则多出现在饭后2～4小时。溃疡严重者可出现恶心、呕吐，甚至胃出血。若有由溃疡转成出血性的征兆时，要马上接受医生诊断治疗，胃溃疡或十二指肠溃疡穿孔，致内容物溢出可演变成胃膜炎。

饮食不节、服药不当致使脾胃受伤等因素都可导致脾胃功能失调，进而引发胃及十二指肠溃疡。胃及十二指肠溃疡相对较易治疗，只要平时注意调理，是较容易治愈的。

包心菜粥

原料 包心菜500克，粳米50克。

做法

将包心菜水煮半小时，捞出来后，入米煮粥。

功效 用于胃脘疼痛，对胃及十二指肠溃疡有止痛和促进溃疡愈合的作用。

第四章 各种常见病的粥膳调理

玫瑰花粥

原料 玫瑰花瓣5克，粳米60克。

做法

①将玫瑰花瓣放入锅中，加水煮开，捞去花瓣。
②取汤水放入粳米煮成粥服食。

功效 舒肝健脾。适用于肝郁型患者（症状见腹痛连肋、抑郁易怒、口苦、多梦等）服食。

橘皮粥

原料 橘皮20克，粳米50克。

做法

①将橘皮、粳米洗净。
②将橘皮煎煮去渣取汁。粳米煮粥，待粥将成时，再加入橘皮汁，同煮为稀粥即可。

功效 疏肝和胃，理气止痛。

红枣糯米粥

原料 红枣10克，糯米100克。

做法

①将红枣洗净去核，和洗净的糯米一起放入沙锅。
②加水文火熬成粥，日常食用。

功效 益气生津、健胃补血。主治胃、十二指肠溃疡。

红枣白及糯米粥

原料 红枣5枚，白及粉15克，糯米100克，蜂蜜适量。

做法

①将红枣、糯米洗净。
②糯米、红枣加水煮粥，将熟时加入白及粉，再煮数沸，离火，服食前调入蜂蜜。每日1剂。

功效 健脾益气，止血止痛。主治脾胃虚寒型胃、十二指肠溃疡疼痛及出血。

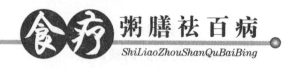

枳壳白及粥

原料 枳壳10克,白及15克,粳米100克,精盐适量。

做法

①将枳壳、白及放入器皿内,加水适量,煎煮开后用文火煎20分钟,取药汁于碗内,留存药渣。

②再加水适量煎煮15分钟左右,去渣存药汁。

③将2次药汁合并,再入粳米一起煮成粥,加精盐调味即成。

功效 理气活血,止血,益胃生肌,消胀止痛。用于消化性胃溃疡等。

香蕉粥

原料 香蕉200克,大米60克。

做法

①将香蕉去皮,切成小块,大米淘洗干净,备用。

②锅内加水适量,放入大米煮粥。

③八成熟时加入香蕉块,再煮至粥熟即成。

功效 香蕉有止烦渴、润肺肠、通血脉、填精髓等功效,现代医学研究证实,香蕉有治疗消化性溃疡的作用。香蕉与大米同煮粥,主治胃、十二指肠溃疡。

党参糯米粥

原料 党参15克,糯米30克。

做法

①将糯米炒至微黄。

②与党参一起放入沙锅中,加五碗水煮成一锅粥。

功效 补中益气,和胃化湿。适用于胃及十二指肠溃疡。

第四章 各种常见病的粥膳调理

花生红枣蛋花粥

原料 花生5大匙，红枣5个，糯米半杯，鸡蛋2个，蜂蜜半杯。

做法

①鸡蛋打入碗内，搅匀。

②花生去衣，与红枣、糯米煮成稀粥，加蜂蜜，随即打入蛋液，煮熟即可。

功效 醒脾和胃，润肺止咳。适用于胃及十二指肠溃疡、慢性支气管炎、久咳、燥咳、肺痨等症。

公英玉竹红枣粥

原料 蒲公英30克，玉竹10克，红枣6克，粳米100克。

做法

①将蒲公英、玉竹洗净放入器皿内加水适量，煮沸后文火煎20分钟左右。

②去渣存药汁，加入洗净的粳米、红枣一起煮成粥。

功效 清热解毒，滋阴。用于消化性溃疡有口苦、口渴症状者。

慢性胃炎

慢性胃炎在临床上是一种常见疾病，其实质是胃黏膜上皮反复受损，导致黏膜功能发生改变，造成固有的胃腺体萎缩乃至消失。慢性胃炎如果久病不治很可能转变成慢性萎缩性胃炎，有时还可能诱发癌变，不仅破坏患者的正常生活，还会威胁到患者的生命。诱发慢性胃炎的因素很多，如长期大量吸烟酗酒、饥饱不均、喜好过冷或过硬的食物、常饮浓茶、咖啡或常食有刺激性的食物等。中医学认为是饮食失调、肝气犯胃、脾胃虚弱等，致使胃气滞寒、升降失常血胃络失养。

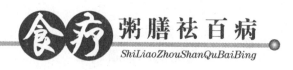

山药羊肉粥

原料 山药200克，羊肉150克，粳米100克，精盐、味精各3克，姜丝10克。

做法

①将羊肉洗净后煮熟，切块；山药去皮切块；粳米淘洗净。

②再将羊肉汤连羊肉、山药与淘洗干净的粳米一同煮成粥；

③临熟时加入精盐、姜丝、味精即可。

功效 此粥可补气养血、健脾益胃。适用于脾胃虚弱之慢性胃炎。

土豆蛋黄牛奶粥

原料 土豆30克，熟鸡蛋黄1个，牛奶100毫升，大米80克，白糖、葱花各适量。

做法

①大米洗净，放入清水中浸泡，土豆去皮洗净，切成小块。

②锅置火上，注入清水，放入大米煮至五成熟。

③放入土豆，煮至米粒开花，放入牛奶调匀后加入鸡蛋黄，再加白糖调匀，撒上葱花即可。

功效 此粥具有和胃调中、健脾益气、强身健体的功效。

山楂玉米粥

原料 山楂20克，玉米碴150克，白糖适量。

做法

①山楂洗净，切成薄片；玉米碴淘洗干净。

②将玉米碴、山楂一同放入锅内，加适量水，放在大火上煮沸，再用小火煮35分钟，加入白糖即可做早餐食用。

功效 补脾胃，助消化。用于慢性胃炎患者。

第四章
各种常见病的粥膳调理

茴香橘皮粥

原料 小茴香3克,橘皮(鲜)20克,粳米100克,红糖适量。

做法

①先将小茴香用精盐在锅中炒黄研成细末,再将橘皮放入沙锅内加水适量,煎煮开后文火煮10分钟左右,去渣取汁。

②加入粳米,共同煮成粥,撒入小茴香末和红糖再煮片刻即成。

功效 行气止痛,健脾开胃,调和胃气。用于寒性胃痛、胃胀等。

麦冬粥

原料 麦冬30克,粳米100克,冰糖适量。

做法

①先用麦冬煎汤,去渣取汁备用。

②将粳米淘洗干净,加水适量煮粥,待粥快好时,加入麦冬汁及适量冰糖,调匀稍煮即可。

功效 补中和胃,养阴除烦。

茉莉花粥

原料 茉莉花10克,粳米50克,白糖10克。

做法

①将粳米淘洗干净,放入沙锅中,加适量水,武火煮沸后。

②改文火煮成稠粥,粥将成时放入洗净的茉莉花,再煮沸两次,调入白糖即成。

功效 疏肝理气,健脾和胃。适用于肝郁气滞型急、慢性胃炎。

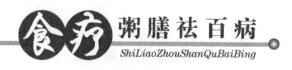

白术橘皮粥

原料 大米100克,白术、橘皮各适量,红糖少许。

做法

①将白术洗净,切成薄片,与橘皮一起装入纱布袋中,扎紧;大米淘洗干净,捞出沥干备用。

②坐锅点火,加入适量清水,下入大米、药包,用大火煮沸后撇去浮沫,再转小火煮至粥将成,然后加入红糖调匀,略煮片刻即成。

功效 补脾益胃,有益肠胃。

百合粥

原料 百合90克,糯米和红糖各适量。

做法

加入适量的水,一起下锅煮成粥食用。

功效 滋养胃阴,主治慢性胃炎。

海参乌梅粥

原料 海参50克,乌梅10克,红枣15个,莲子30克,粟米100克,姜末、精盐、味精、葱花、黄酒各适量。

做法

①将海参洗净,放入锅中,加适量水。

②用中火煮30分钟,移入清水中浸泡6小时,捞出切丝,待用。将乌梅、红枣、莲子、粟米洗净,放入沙锅中,加适量水,武火煮沸,倒入海参丝,拌匀。

③改文火煨煮1小时,待粟米、莲子煨烂后加入姜末、精盐、味精、葱花、黄酒,拌匀,稍煮3~5分钟即成。

功效 益气养血生津,健脾益胃和中。适用于气阴两虚型慢性萎缩性胃炎。

第四章
各种常见病的粥膳调理

参芪薏米粥

原料 党参12克，黄芪20克，炒薏米60克，粳米60克。

做法
①将党参、黄芪、粳米、薏米洗净，党参、黄芪切碎，以冷水泡透。
②把全部用料一齐放入锅内，加适量清水，文火煮粥即可。

功效 益智固表，减少胃肠负担。适用于慢性胃炎。

第四节 肝肾系统常见疾病

肝 炎

　　肝炎是由肝炎病毒引起的消化道传染病，故称为病毒性肝炎。有急性与慢性之分。急性肝炎的临床表现为食欲减退、乏力、恶心、肝肿大、肝功能受损；出现黄疸者为急性黄疸型肝炎，否则为急性无黄疸型肝炎。慢性肝炎多由急性肝炎迁延不愈，转变所致，尤以慢性迁延性肝炎为多见，其症状轻微，主要表现为肝区痛、食欲不振、腹胀、乏力，肝脏有轻度肿大，有压痛，质软，脾脏多无肿大。与本病患者密切接触，共用食具、水杯、牙具等可能被传染；进食肝炎病毒污染的食物和水，也是引发本病的重要原因。肝炎属于中医学"黄疸""胁痛"及"积累"等范畴。本病患者以青壮年、儿童为多见。其治疗方法，仍以适当休息，合理营养为基本原则。同时，根据病情的不同，恰当地选择用一些中西药物治疗，对改善症状，促进肝功能恢复，有着积极的作用。

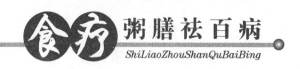

茵陈香附粳米粥

原料 茵陈30克，香附9克，粳米50克，白糖适量。

做法

①将上药加水适量共煎为汤液，去渣取汁。

②与粳米一起加水煮成粥，再加适量白糖即可。

功效 清热退黄，理气止痛，利水祛湿。用于黄疸、肝区不适或疼痛等。

四季豆红枣粥

原料 四季豆(干品)50克，红枣12枚，大米100克，蜂蜜30克。

做法

①将四季豆、红枣、大米去杂，洗净，备用。

②锅内加水适量，放入四季豆、红枣、大米共煮粥，熟后调入蜂蜜即成。

功效 四季豆有清热解毒、利尿消肿、滋养肝肾等功效。红枣有护肝养血等功效。蜂蜜有清热解毒、润燥止痛等功效。合食，可改善肝炎患者的症状，所以，本粥适用于慢性肝炎。

冬瓜鸭粥

原料 大米200克，净鸭1/2只，冬瓜块300克，橘皮适量，葱段、姜片、精盐、味精、绍酒、香油各适量。

做法

①将净鸭洗净、沥干，切成块；橘皮浸软备用。

②坐锅点火，加入香油烧热，先把鸭块煎爆出香味，取出沥油待用。

③锅置旺火上，加入适量清水，先放入鸭块、葱段、姜片、橘皮、绍酒烧沸，再转小火焖煮至鸭肉熟烂；然后捞出鸭子，拣去葱段、姜片，再加入淘洗干净的大米和冬瓜续煮至粥熟。

④将鸭肉拆下撕碎，放入粥锅中，加入精盐、味精，淋入香油即成。

功效 护肝健胃，养阴清肺。

第四章 各种常见病的粥膳调理

茯苓红枣粥

原料 茯苓粉30克,粳米100克,红枣20枚。

做法
①先将红枣文火煮烂。
②粳米放入第①步的汤汁中煮粥。
③待粥熟时加茯苓粉,拌匀,再煮几沸即成。每日服2次,可酌加红糖。

功效 健脾补中,利水渗湿,安神养心。适用于慢性肝炎脾胃虚弱、腹泻、烦躁失眠等症。

虎杖甘草粥

原料 虎杖20克,甘草10克,大米10克。

做法
①虎杖、甘草洗净,浸泡。
②将两味中药放入沙锅中,放火上煎取水500毫升,去渣留汁。
③把淘洗干净的大米加入药汁中,用慢火炖成粥,放冷食用。

功效 清热解毒,利湿退黄,补益脾胃。适用于病毒性肝炎急性期伴有黄疸者。

女贞枸杞金钱粥

原料 女贞子、枸杞子各30克,金钱草40克,粳米100克。

做法
①将女贞子、金钱草入锅内,加水适量,煎沸后,再改为文火煮20分钟,去渣取汁,再加水适量煎20分钟,去渣取汁,将2次药汁合并。
②入粳米、枸杞子共同煮成粥。

功效 滋补肝肾,利湿退黄。用于肝炎所至的头晕目眩、目涩腰酸、黄疸。

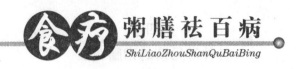

红枣苡仁粥

原料 红枣8枚，薏苡仁50克，糯米100克，红糖适量。

做法

①将上3味分别洗净。

②按常法煮粥食用，以红糖调味即可。

功效 健脾利湿，益气养血，护肝。适用于慢性肝炎、早期肝硬化等。

猪肝粥

原料 猪肝200克，大米100克，葱2根，姜1片，青菜少许，淀粉1大匙，植物油、精盐各适量。

做法

①猪肝洗净，切成片；大米淘洗干净；葱洗净，切成葱花；姜洗净，切成末；青菜洗净。

②取一只大碗，放入切好的猪肝片，加入适量植物油、淀粉、姜末、精盐，腌渍10分钟。

③将大米、猪肝放入锅中，加入适量清水，煮粥，待粥快好时放入青菜，稍煮片刻，撒上葱花即可。

功效 这道猪肝粥清淡爽口，以猪肝搭配大米煮粥可以促进猪肝的营养成分更好地被人体的肝脏组织吸收利用，特别适合肝病患者。

生滚泥鳅粥

原料 大米150克，花生仁50克，活泥鳅500克，香菜末少许，葱花5克，精盐1/3小匙，白糖、酱油各1小匙，生油1大匙。

做法

①将大米淘洗干净，用精盐稍腌，放入锅中，加入适量清水烧沸，再放入花生仁同煮。

②将泥鳅剪去背刺及鳍，除去内脏，洗净、沥干，用少许生油、

第四章
各种常见病的粥膳调理

精盐、酱油、白糖拌匀待用。

③待粥将熟时,加入拌好的泥鳅滚熟,出锅装入碗中,撒入香菜末、葱花,即可上桌食用。

功效 解毒保肝,祛风壮阳。

沙杞玫瑰粥

原料 沙参、枸杞子各15克,玫瑰花5克,粳米100克,蜂蜜适量。

做法

①先煎沙参,取其药汁去渣。

②与粳米、枸杞子共同煮成粥,待粥快熟时,把玫瑰花加入,稍煮片刻,调入蜂蜜。

功效 适用于慢性肝炎,伴有肝阴不足引起的胁痛、口干心烦、腰酸目涩、舌红脉细等。

肾　炎

肾炎是泌尿系统一种免疫性的肾脏疾病,有急性肾炎和慢性肾炎两种。急性肾炎是由溶血型链球菌感染所致,发病较急,其症状多表现为血尿、浮肿、高血压,患者常有头痛、头晕、发热、乏力、恶心、呕吐、厌食、少尿等体征表现;慢性肾炎多由急性肾炎转变而来,也有少数患者起病缓慢,无明显急性肾炎病史,慢性肾炎症状多以浮肿、蛋白尿、高血压和不同程度的肾功能损害为特征,患者常有眼睑腿脚浮肿、蛋白尿或尿中混血、头痛、头晕、腰痛酸软等体征表现。肾炎如不及时治疗,迁延日久,可使肾脏组织遭到破坏,最后导致肾功能衰竭或尿毒症而危及生命。

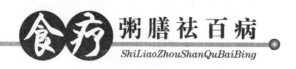

芡实白果山药粥

原料 芡实30克，白果肉12克，山药（新鲜）50克，糯米50克。

做法
①山药去皮，和以上诸药洗净。
②所有材料共同煮成粥。

功效 健脾固肾。治蛋白尿。

多味香粥

原料 糯米150克，红薯干50克，红豆、红枣、莲子各30克，胡萝卜25克，白果、火腿各15克，食用碱少许。

做法
①将糯米淘洗干净；红薯干洗净，切成小块；红豆洗净；白果去壳及皮；莲子放入加有食用碱的热水中浸泡，去皮及芯；火腿切丁；胡萝卜洗净、去皮，切成小丁备用。
②锅中加入适量清水，先下红薯干、红豆煮沸，再加入糯米、红枣、白果、莲子、火腿、胡萝卜续煮成粥，然后转小火熬至黏稠，即可出锅。

功效 滋补肝肾，降压利尿。

三草粥

原料 龙胆草5克，龙葵草、夏枯草各10克，大米100克，白糖适量。

做法
①将三草择净，放入锅中，加清水适量，浸泡5~10分钟，水煎取汁。
②药汁中加入大米煮粥，待煮至粥熟时，调入白糖，再煮一二沸即成。

功效 清热平肝。适用于急性肾炎或慢性肾炎。

第四章
各种常见病的粥膳调理

三皮保肾粥

原料 冬瓜皮50克，西瓜皮50克，橘子皮30克，苡仁100克。

做法

①将冬瓜皮、西瓜皮、橘子皮、苡仁分别洗净。

②将冬瓜皮、西瓜皮、橘子皮一起放入沙锅，加水煎煮半小时，滤渣留汁，再加入苡仁煮成粥状。

功效 利尿消肿，健胃补脾，补中益气。主治急、慢性肾炎。

乌鱼冬瓜粥

原料 乌鱼肉150克，粳米100克，冬瓜100克，调料适量。

做法

①将乌鱼肉、粳米、冬瓜分别洗净。

②将乌鱼肉、冬瓜切丁，与粳米一起入沙锅内煮粥，将成时，加入调料稍煮即可。

功效 温肾利水。

黑豆鸡蛋粥

原料 鸡蛋2个，黑豆30克，粟米90克。

做法

①鸡蛋、黑豆、粟米分别洗净。

②鸡蛋与黑豆先煮，蛋熟去壳，再入粟米、清水适量同煮，至粥成即可。每日临睡前食用，以服后微汗出为佳，5～7日为1个疗程。

功效 温肾行水，健脾益气。

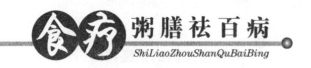

红豆粥

原料 红豆50克,粳米100克,白糖适量。

做法

①用沙锅把红豆煮烂。

②然后加入粳米煮成粥,粥成后加入白糖稍煮即成。

功效 利水消肿。适用于急性肾炎水肿。

海马鲜虾粥

原料 大米150克,海马15克,鲜虾20克,生姜、大葱各10克,精盐1大匙,绍酒3大匙。

做法

①将海马洗净,用绍酒浸泡;鲜虾洗净,用牙签挑除背部沙线;大米淘洗干净备用。

②将生姜、大葱洗净,姜切粒,葱切花待用。

③将大米放入锅中,加入适量清水,先用旺火烧沸,撇去浮沫;再加入海马、鲜虾、姜粒、葱花、精盐煮40分钟至粥稠,出锅装碗即成。

功效 补肾壮阳,调气活血。

三豆冬瓜粥

原料 绿豆、扁豆、红豆、大米各30克,冬瓜150克,白糖适量。

做法

①将三豆、大米、冬瓜择洗干净;冬瓜去皮,切片。

②取三豆放入锅中,加清水适量煮至三豆开花后,再下冬瓜、大米煮粥,待熟时调入白糖,再煮一二沸即成。

功效 清热利湿。适用于急性肾炎或慢性肾炎。

第四章 各种常见病的粥膳调理

车前草葱白粥

原料 车前草60克,葱白1根,大米60克。

做法

①将车前草洗净,切碎,用干净纱布包好;葱白洗净,切末;大米淘洗干净,备用。

②锅内加水适量,放入车前草袋、葱白末、大米共煮粥,熟后拣出车前草袋即成。

功效 车前草有清热解毒、利尿止泻等功效。葱白有解毒消肿、清肺健脾、通阳开窍等功效。适用于急性肾炎所致的小便不通、尿血、水肿等。

第五节 神经系统常见疾病

神经衰弱

神经衰弱是指精神容易兴奋和脑力容易疲劳,常伴有情绪烦恼和一些心理生理症状的一种神经症,是神经症中最常见的一种疾病。发病诱因多,起病较慢,临床表现多种多样。常见症状为精神疲劳,神经过敏,焦虑和忧郁,工作耐力差,易疲劳,记忆力减退,头晕头胀,多梦失眠,情绪不稳,有面部潮红、心悸、四肢不温或手足心热等自主神经功能紊乱的症状。特定症状有口淡无味,食欲不振,胁痛腹胀,恶心嗳气,便干或便溏,或心悸胸闷,气短、面赤或面色无华,或畏寒或虚热烦躁,或尿意频数,或性欲异常、阳痿、遗精,月经失调等。其症状可以少数出现,也可大量并存。其特点是痛苦万状,自述症状繁多,言而

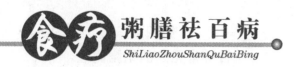

不尽,而医生检查时又很少得到客观体征,实验诊断无阳性结果,也无器质性疾病。

远志枣仁粥

原料 远志、炒酸枣仁各10克,粳米50克。

做法

①将远志、酸枣仁加水煎煮,去渣取汁。

②加入粳米煮成粥,晚间睡前当夜宵食用。

功效 远志有安神益智之功效。此粥适于血虚所致的惊悸、健忘、失眠等。

百合佛手粥

原料 百合20克,佛手12克,粳米100克,白糖适量。

做法

①先将佛手用水煎煮20分钟,去渣取汁。

②百合、粳米洗净入锅,加水适量,与佛手汁一起煮成粥,待粥将熟时,加入白糖搅拌溶化即可。

功效 清心安神,疏肝解郁,和中化痰。适用于多梦易醒、难以入睡、心悸健忘、胸胁胀痛、叹息等。

猪血粥

原料 大米150克,猪血200克,葱花、精盐、味精、香油各适量。

做法

①将大米淘洗干净;猪血洗净,切成小块,放入清水中浸泡备用。

②坐锅点火,加入适量清水烧开,先放入大米熬煮至粥将熟,再加入猪血煮沸;然后加入精盐、味精调好口味,再撒上葱花,淋入香油,即可盛出食用。

功效 补血润燥,宁心安神。

第四章
各种常见病的粥膳调理

桂圆枸杞粥

原料 桂圆肉15克,枸杞子10克,红枣5枚,粳米100克。

做法
①先将粳米洗净放入沙锅,加水文火煮沸15分钟。
②再将桂圆肉、枸杞子、红枣(去核)加入,煮成稀粥。

功效 补血、养心、安神。适用于神经衰弱、老人耳鸣、失眠等。

金针肉丝粥

原料 金针菜35克,瘦猪肉60克,大米100克。

做法
①将金针菜用清水泡发洗净,切成碎末;瘦猪肉切丝;大米淘洗干净,备用。
②锅内加水适量,放入大米煮粥,五成熟时加入金针菜末、猪肉丝,再煮至粥熟即成。

功效 金针菜有消炎利尿、健胃安神等功效。猪肉有滋补肾阴、滋养肝血等功效。适用于神经衰弱,症见烦闷抑郁、心神不宁等。

牛肉大米粥

原料 牛肉100克,大米250克,五香粉、精盐适量。

做法
①将牛肉切成薄片,大米淘洗干净,备用。
②加五香粉、精盐适量,同煮成粥。常食。

功效 适用于神经衰弱。

糯米麦粥

原料 鲜百合100克,桂圆肉20克,红枣8个,糯米、小麦米各100克,冰糖或红糖适量。

做法
①将各物分别洗净,加水煮成

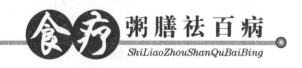

浓稠适度的粥。

②调入红糖，随量食用。

功效 滋肾益阴，养心安神。

适用于神经衰弱属心肾两虚者，症见心悸失眠、多梦易惊、耳鸣耳聋、神疲乏力，或烦热口渴，或低热自汗、盗汗者。

板栗龙眼粥

原料 板栗10个，龙眼肉15克，粳米60克，白糖适量。

做法

①将板栗去壳切碎。

②将板栗与洗净的龙眼肉、粳米一同入锅，加水煮为稀粥，调入白糖食用。

功效 健脾补肾，养血安神。用于心脾不足型神经衰弱及肾阳不足型神经衰弱。

蛋黄粥

原料 大米150克，熟鸡蛋黄2个，精盐少许。

做法

①将大米淘洗干净，放入清水中浸泡30分钟；鸡蛋黄研成粉末，放入碗中备用。

②坐锅点火，加入适量清水，先下入大米旺火烧沸，再撇去浮沫，转小火煮至米粥将成；然后放入鸡蛋黄略煮片刻，再加入精盐调好口味，即可盛出食用。

功效 滋阴安神，宁心益智。

糯米苡仁红枣粥

原料 糯米100克，苡仁50克，红枣10枚。

做法

①分别洗净，备用。

②三味一同煮成粥，每天食用1次。

功效 益气安神。适用于神经衰弱。

第四章 各种常见病的粥膳调理

头痛

头痛分为很多种，其中最常见的是偏头痛。偏头痛多与精神、饮食、睡眠以及疾病有关，如精神过于紧张焦虑，食用过量咖啡、酒等刺激性食物，睡眠不足，或因眼、耳、鼻及鼻窦、牙齿、颈部等病变刺激神经，都会引发偏头痛。

绿茶菊花粥

原料 绿茶10克，白菊花12克，大米60克，冰糖25克。

做法
①将冰糖捣碎，大米淘洗干净，备用。
②锅内加水，放入大米煮粥。
③八成熟时加入绿茶、白菊花、冰糖，再煮至粥熟即成。

功效 白菊花有散风清热、平肝明目、调利血脉等功效，主治头痛眩晕、目赤肿痛等。

柴胡菊芎粥

原料 柴胡、菊花、川芎各10克，大米100克，白糖适量。

做法
①将诸药择净。
②将诸药放入锅内，加清水适量，浸泡5～10分钟后，水煎取汁，加大米煮粥，待煮至粥熟后，以白糖调味服食。

功效 疏散风热，祛风止痛。适用于风热头痛，症见头痛而胀。

防风粥

原料 防风10克，葱白2根，粳米50～100克。

做法
①取防风、葱白煎取浓汁，去渣。
②先用粳米煮粥，待粥将熟时加入药汁，煮成稀粥食用。

功效 疏风散寒。适用于风寒头痛。

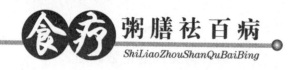

人参黄芪粥

原料 西洋参或小红参（偏于阳虚用红参、偏于阴虚用西洋参）3克，炙黄芪15克，粳米100克，白糖或蜂蜜适量。

做法

①人参切片，与黄芪一起煎煮3次，每次煮沸后以小火煎15~20分钟，去渣取汁。

②药汁中放入粳米及适量水，共同煮成粥。

③加入少量白糖或蜂蜜调味即可。

功效 适用于气虚头痛。

玫瑰香附白芷粥

原料 香附9克，玫瑰花3克，白芷6克，粳米或糯米100克，白糖适量。

做法

①将香附、白芷放入锅中，加适量清水，煎约半小时，去渣取汁。

②粳米淘洗干净，放入锅中，加入药汁和水，大火煮至水沸。

③再放入洗净的玫瑰花，改用小火慢熬10分钟，服时加白糖。

功效 这道粥具有疏肝解郁、理气止痛的功效，能防治偏头痛，经常服用能明显减少偏头痛的发作次数。

石青菊芷粥

原料 石青20~30克，菊花5克，白芷10克，粳米100克。

做法

①将石青加水2000克，煎取药汁1000克，去渣后加入菊花和白芷煮汁800克，去渣待用。

②将药汁与淘洗干净的粳米一同入锅，加水200克，先用旺火烧开，再转用文火熬煮成稀粥，服时调入白糖。

功效 清热泻火，止渴除烦，散湿止痛。适用于风热头痛。

第四章
各种常见病的粥膳调理

香附止痛粥

原料 香附9克,玫瑰花3克,白芷6克,粳米(或糯米)100克,白糖适量。

做法

①将香附、白芷一起入锅加适量的清水煎煮后去渣取汁。

②将药汁和洗净的粳米一起入锅,加适量的清水熬粥,米熟后向锅中加入玫瑰花和适量的白糖,再用文火慢煮10分钟左右即成。可每日吃1剂。

功效 疏肝解郁、理气止痛功效。适用于偏头痛发作较频繁的患者。

女贞子粥

原料 女贞子、冰糖各20克,桑葚60克,粳米100克。

做法

①先将女贞子、桑葚分别用水浸泡片刻。

②将女贞子、桑葚及浸泡水与粳米一同入锅,加适量水,用旺火煮沸。

③改用文火熬煮成稀粥即成,吃时调入冰糖。

功效 滋补肝肾,养血祛风。适用于阳虚头痛等。

桂皮葱白粥

原料 连须葱白10棵,桂皮10克,粳米50克。

做法

①葱白(留须)、桂皮、粳米分别洗净。

②葱白、桂皮同入锅,加适量水上火煎煮。

③待葱白、桂皮汁煮好,捞去渣只留汁,将粳米入锅,用汁煮粥至熟即成,可加少许精盐调味。每日2次,温服。

功效 通脉止痛。适用于风寒头痛、恶风、骨关节酸痛者。桂皮有补元阳、暖脾胃、除积冷、通脉止痛和止泻的功效,可治腹冷胸满、呕吐噎膈、风湿痹痛、跌损瘀滞、血痢肠风等症。桂皮不适宜便秘、痔疮患者及孕妇食用。

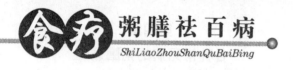

天麻二术粥

原料 天麻5克，苍术、白术各10克，大米100克，白糖适量。

做法

①将天麻择净，研细。

②诸药择净，放入锅中，加清水适量，水煎取汁。

③药汁中加大米煮粥，待熟时调入白糖，再煮一二沸即成。

功效 祛风除湿。适用于头痛如裹、肢体重困等症。

眩 晕

视物眼黑为眩，视物转旋为晕，但两者常同时出现，并称眩晕。临床发作较轻者一般闭目片刻即可自止，重者天旋地转，不能站立，常伴恶心呕吐、出汗等症状，甚至可昏倒。眩晕是一种症状，常伴随于各种疾病之中，如梅尼埃病、高血压、贫血、神经官能症，以及一些慢性虚弱性疾病等。中医按眩晕的各种症状表现可分为肝阳上亢、痰浊上扰、气血亏虚及肾精不足四型。发生眩晕应及时检查和治疗，饮食疗法亦甚有益处。

鸡肉粥

原料 大米100克，鸡胸肉50克，鸡汤400毫升，精盐少许。

做法

①将鸡胸肉洗净，入汤水锅中氽烫，取出切丁放入另一锅中，加适量清水，煮熟。

②大米淘洗干净，和熟鸡肉丁以及鸡汤一同放入锅中，煮成粥，最后加少许精盐调味即可。

功效 鸡肉具有温中益气、补精填髓、益五脏、补虚损的功效，可治疗由身体虚弱而引起的乏力和头晕等症状。

第四章
各种常见病的粥膳调理

车前粳米粥

原料 车前子15克,粳米60克,玉米粉适量。

做法

①车前子(布包)煎水去渣,入粳米煮粥。

②玉米粉适量用冷水溶和,调入粥内煮熟吃,每日1剂,常吃。

功效 适用于高血压痰湿壅盛之眩晕。

黄芪乌鸡粳米粥

原料 乌鸡1只,黄芪15克,粳米100克。

做法

①将乌鸡剖洗干净。

②乌鸡、黄芪煎汁,入粳米共煮粥,早晚趁热服食。

功效 适用于气血两亏之眩晕患者。

葛根粳米粥

原料 鲜葛根40克,沙参、麦冬各20克,粳米60克。

做法

①鲜葛根洗净切片,沙参、麦冬经水磨后澄取淀粉,晒干。

②每次用葛根片、沙参、麦冬粉与粳米煮粥吃。每日1剂,可以常食。

功效 清热利尿。适用于高血压阴阳两虚之眩晕。

菊花冰糖粥

原料 鲜菊花20克,冰糖30克,大米100克。

做法

①鲜菊花去蒂,阴干,研为细末,冰糖捣碎,大米洗净,备用。

②锅内加水适量,放入大米煮

食疗粥膳祛百病

粥，快熟时加入菊花末、冰糖末，再稍煮即成。

功效 菊花有散内清热、平肝明目、调利血脉等功效。适用于眩晕、头痛、目暗。

沙锅鸡粥

原料 大米150克，净鸡1只（约800克），干贝15克，鲜香菇、香菜各10克，葱段、葱花、姜片、精盐、绍酒、色拉油各适量。

做法

①将大米淘洗干净；干贝用清水泡发，撕成细丝；香菇去蒂、洗净，切成小块；香菜择洗干净，切成小段；净鸡放入沙锅中，加入适量清水，先用旺火烧沸，再转小火炖至熟烂，捞出备用。

②沙锅中加入适量清水，先下入大米、熟鸡、干贝、香菇小火熬煮2小时，再关火略焖；然后取一锅，用色拉油、姜片、葱段爆香，再烹入绍酒，倒入煮好的鸡粥续煮片刻。最后加入精盐、葱花、香菜搅匀即可。

功效 对体质虚弱所致眩晕等有疗效。

鱼头天麻粥

原料 大米200克，鲢鱼头1只，天麻15克，葱段、姜片、精盐、味精、胡椒粉、绍酒、熟猪油各少许。

做法

①将大米淘洗干净，捞出沥干；天麻浸透、洗净；鱼头去鳞、去鳃，洗涤整理干净，一劈两半备用。

②坐锅点火，加入适量清水，先放入天麻、鱼头、葱段、姜片、绍酒煮沸，待鱼头煮至八成熟时，捞出鱼头，滤去残渣，再加入大米煮至粥将成，然后将鱼头去骨刺、鱼肉撕碎，放入锅中，再淋入熟猪油，加入精盐、味精、胡椒粉略煮片刻，即可出锅食用。

功效 安神补脑，祛风止眩。

第四章
各种常见病的粥膳调理

黑芝麻大米粥

原料 黑芝麻25克，大米适量。

做法

①将黑芝麻捣碎，大米淘洗干净。

②二者入锅，加水适量煮成粥。经常佐餐食用。

功效 补肝肾，润五脏。适用于老年体衰眩晕。

小米鸡蛋粥

原料 小米150克，鸡蛋2个，红糖100克。

做法

①将鸡蛋磕入碗中，搅匀；小米淘洗干净，用清水浸泡后备用。

②坐锅点火，加入适量清水，先下入小米旺火烧沸，再撇去浮沫，转小火熬煮至米粥将成，然后倒入鸡蛋液略煮片刻，再撒入红糖调匀，即可出锅。

功效 补血补虚，滋养强身。适用于贫血所致眩晕。

橘红粳米粥

原料 橘红15克，粳米100克，油、精盐少许。

做法

①洗净橘红，煮水取汁。

②在橘红汁中加入粳米煮成稀粥，用油、精盐调味即可。

功效 健脾行气，化痰。适用于痰浊上扰型眩晕。

桑葚枸杞粥

原料 桑葚50克，枸杞子20克，糯米100克。

做法

①将桑葚、枸杞子、糯米分别洗净。

②将上3味按常法煮粥食用。

功效 滋阴养血，补益肝肾。适用于阴虚阳亢型眩晕。

失 眠

失眠指入睡困难,睡眠中易醒及早醒,睡眠质量低下,熟睡时间明显减少或彻夜难眠。

失眠是一种神经官能症,是常见的睡眠障碍之一,也是常见的亚健康状态。从医学上讲,失眠是人的大脑皮层兴奋和抑制过程的平衡失调,高级神经活动的正常规律被破坏,属于大脑功能失调。失眠在中医上称为"不寐",指经常性的睡眠减少,或不易入睡,或寐而易醒,醒后不能再度入睡,甚至彻夜不眠。多由七情所伤,而致心神被扰、神不守舍。中医认为"心主神明",失眠与心脏的关系最为密切,失眠的饮食疗法应以养心安神为主。

红枣葱白粥

原料 红枣14枚,葱白、大米各50克,蜂蜜30克。

做法

①将红枣洗净,去核,葱白洗净,切成碎末,大米淘洗干净,备用。

②锅内加入适量水,放入红枣,大火煮粥,五成熟时加入葱白末,再煮致粥熟,调入蜂蜜即成。

③每日1次,临睡前服食,连服1个月。

功效 红枣有补脾养胃、养血安神等功效。葱白有通阳开窍、祛风活络、清肺健脾等功效。适用于烦燥不安、失眠。

玉米燕麦粥

原料 燕麦片100克,甜玉米粒50克,白糖5克。

做法

①将锅中倒入清水煮开,放入甜玉米粒煮至八成熟。

第四章 各种常见病的粥膳调理

②放入燕麦片继续煮5分钟，并且不停地搅拌，待锅中燕麦呈黏稠状，调入少许白糖即可。

功效 促进睡眠。

红枣柏子小米粥

原料 红枣10个，柏子仁15克，小米100克，糖少许。

做法

①将红枣、柏子仁、小米各洗净，浸泡片刻。

②将红枣、柏子仁放入沙锅中，加水煮沸20分钟。

③再加入小米共煮成粥，最后加入糖调味即可。

功效 此粥可益气养胃、定神定智。适用于心脾两虚、失眠心悸等症状。

茼蒿鸡蛋粥

原料 茼蒿120克，鸡蛋1个，大米100克，蜂蜜30克。

做法

①将茼蒿、大米洗净。

②锅内加水适量，放入大米煮粥，八成熟时加入茼蒿末，再煮至粥熟，打入鸡蛋，调入蜂蜜即成。

功效 茼蒿有和脾利湿、清心养胃等功效。鸡蛋有滋阴润燥、养血熄风、宁神定魄等功效。二者一起煮粥。适用于失眠多梦，心神不宁者。

龙眼莲子红枣粥

原料 龙眼、莲子各20克，红枣10枚，糯米60克，白糖适量。

做法

①将龙眼、莲子、红枣、糯米分别洗净。

②将上4味按常法煮粥食用，以白糖调味。每日1剂。

功效 健脾益气，养血安神。适用于失眠。

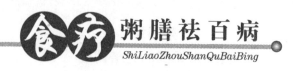

瘦肉百合大米粥

原料 大米80克,牛肉末、猪肉末各100克,鸡蛋1个,百合适量,精盐适量。

做法

①大米、百合分别洗净,用清水浸泡30分钟,捞出,放入锅中,加适量水一起熬煮。

②待粥煮至半熟时,加入牛肉末与猪肉末,以小火炖煮至熟透。

③倒入搅散的蛋液,搅拌均匀,加精盐调味即可。

功效 失眠多梦及精神疲乏者可常食此粥。

核桃茯苓粥

原料 核桃仁50克,茯苓20克,黑芝麻30克,粳米100克。精盐、香油各少许。

做法

①先将核桃仁用热水浸泡,然后与茯苓分别研碎。

②粳米洗净,加茯苓末与水适量,置沙锅中煮沸后,小火焖煮20分钟,放入核桃末、黑芝麻,再煮20分钟,加精盐、香油调味即可。

功效 茯苓具有利水渗湿、健脾补中、宁心安神的功效。适用于心神不安、心悸、失眠等症。

荞麦桂圆红枣粥

原料 桂圆50克,红枣30克,荞麦100克,白糖30克。

做法

①荞麦洗净,泡发;桂圆去壳备用;红枣洗净,盛碗泡发。

②将沙锅洗净,锅中放水烧开,放入荞麦、桂圆、红枣,先用大火煮开,转小火煲40分钟。

③起锅前调入白糖,也可用砂糖替代,搅拌均匀即可食用。

功效 本药膳具有良好的滋养补益作用。适用于心脾虚损、气血不足所致的失眠、健忘、惊悸、眩晕等症。对于耗伤心脾气血的人,更为有效。

第四章
各种常见病的粥膳调理

鹌鹑蛋枸杞粥

原料 大米100克,鹌鹑蛋8个,枸杞子20克,白砂糖15克。

做法

①大米淘洗净后用清水浸泡30分钟。

②枸杞子用清水洗净,沥干;鹌鹑蛋煮熟,去壳备用。

③将泡好的大米入锅,加入适量清水,大火煮沸后转小火熬煮20分钟,放入剥好壳的鹌鹑蛋和洗净的枸杞子再煮8分钟即成。

④调入白砂糖,搅拌均匀即可食用。

功效 鹌鹑蛋补气益血、强筋健骨;枸杞子滋阴补血、养心安神;两者搭配食用,对于神经衰弱、失眠多梦者有很好的疗效。

小米葵花子粥

原料 小米60克,葵花子30克,蜂蜜25克。

做法

①将小米淘洗干净,备用。

②锅内加水适量,放入小米、葵花子煮粥,熟后调入蜂蜜即成。

功效 小米能滋肾健脑,葵花子可安定情绪。适用于心烦失眠。

老年痴呆症

老年痴呆症主要表现在智慧方面的逐渐衰退。发病人群一般为年龄在65岁以上的老人,与动脉硬化、炎症、肿瘤、性别无关系。

本病的致病原因还不清楚,病理改变主要为皮质慢性萎缩,头颅CT扫描可见脑萎缩、脑回狭小、脑沟增宽、脑动脉发生轻度的蜕变。

大部分患者均呈现兴趣逐渐狭窄,记忆力减退,注意力不易集中,难于接受新事物及适应新的环境,进而丧失对时间、空间的把握和清醒认识,渐渐变得糊涂不清。有些患者呈现坐立不安、多疑、虐待及狠毒行为，甚至出现妄想、幻觉及怪癖。也有些患者从此陷入抑郁之中，以致语言、动作日益减少和缓慢。

老年性痴呆症患者的才智多数呈持续性减退，最后变得痴呆，还会因其他因素影响而突然加重病情，最后因不能正常补充营养，灯枯油尽而亡。

此病患者可常食凤梨、海参、羊脑、枸杞子、燕窝、菊花等食物。

松仁雪花粥

原料 松仁、柏子仁各15克，红枣（去核）6颗，糯米150克，蛋白2个（约60克），冰糖2大匙，棉布袋1个。

做法

①松仁、红枣分别用清水洗净；柏子仁用棉布袋包起，备用。

②糯米洗净泡水2小时后，和其他材料一起放入锅中，加水熬煮成粥状，取出药材包后，加入冰糖拌至溶化。

③将打散的蛋白淋入，搅拌均匀即可。

功效 本药膳有很好的安心宁神、养心养血的功效。其中的松仁除了有补益气虚、安神益智的作用，还因含有丰富的油脂，而具有润滑肠道，帮助排便的功效。

黑豆红枣粥

原料 黑豆50克，红枣12枚，大米100克。

做法

①将黑豆用清水泡软，红枣、大米去杂，洗净，备用。

②锅内加水适量，放入黑豆、红枣、大米共煮粥，熟后即成。

功效 黑豆有滋补肝肾、活血利尿等功效，红枣有补中益气、养血保肝等功效，都适用于老年痴呆症。

第四章
各种常见病的粥膳调理

山药芝麻粥

原料 山药、黑芝麻各20克，粳米150克，白糖适量。

做法

①将山药用水浸透，切成片；黑芝麻去杂质；粳米洗净。

②将山药、黑芝麻、粳米放锅中，加适量清水，放在大火上烧开，再用小火煮35分钟，加白糖即成。

功效 补脑，润肠，补脾。用于老年性痴呆症患者。

莲子粥

原料 莲子15克，粳米100克，红糖适量。

做法

①将莲子用温水浸泡后，去皮，除去芯，风干，然后磨成粉。

②再将莲子粉与淘洗干净的粳米放入锅内，以常法煮至米开花粥稠即可，食用时调入红糖。

功效 益肾养心。安神益智。

玉米鲜鱼粥

原料 枸杞子15克，白米80克，糯米50克，鲑鱼150克，鸡胸肉60克，玉米200克，芹菜末15克，香菜少许。

做法

①枸杞子洗净，备用；白米洗净，和糯米一起用水浸泡1小时，沥干水分，备用。

②鲑鱼切小丁；鸡胸肉剁细后，用少许精盐腌渍；玉米洗净，保留玉米心备用。

③熬煮玉米心，水开后，再煮1小时转为小火，再加入玉米粒及其他剩余材料，煮7分钟即可。

功效 本品具有消除疲劳、提神醒脑、帮助发育、预防心血管疾病、抗老化、平肝清热、祛风利湿及润肺止咳等功效。经常食用能降压、安神、醒脑，是高血压、脑动脉硬化，心血管疾病患者的上好佳肴。并且适用于老年痴呆症患者。

食疗粥膳祛百病　171

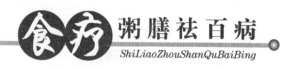

党参阿胶粥

原料 党参、阿胶各10克，大米50克，白糖适量。

做法

①将党参择净，放入锅中，加清水适量，水煎取汁。

②再加大米煮粥，待熟时调入阿胶、白糖再煮一二沸即成。

功效 补养气血，健运脾胃。适用于智力、记忆下降。

羊骨粥

原料 羊骨1000克，大米100克，精盐少许，葱白2根，生姜3片，莲子10克（研细）。

做法

①将羊骨洗净，捶破，加水煎汤，以汤代水，加大米、莲子煮粥。

②待熟时调入精盐、葱白、生姜，早晚温热服食。

功效 补肾填精，聪脑安神，壮骨生髓。适用于肾精亏乏，脾胃不足之老年性痴呆等。

荷叶小米粥

原料 鲜荷叶2张，小米50克。

做法

①将荷叶、小米洗净。

②水煎取汁，入小米煮成粥。每日1次，空腹服食。

功效 化痰开窍。

二苓安神粥

原料 猪苓、茯苓、酸枣仁、远志各10克，大米100克，白糖适量。

做法

①将诸药择净，放入药罐中，加清水适量，浸5~10分钟后，水煎取汁。

②药汁与大米一起煮粥，待熟时调入白糖，再煮一二沸即成。

功效 燥湿祛痰，健脾和胃。适用于老年性痴呆。

第四章
各种常见病的粥膳调理

紫菜火腿粥

原料 紫菜30克,火腿50克,大米100克。

做法
①将紫菜撕成小片;火腿切成小块;大米淘洗干净,备用。
②锅内加水适量,放入大米煮粥,五成熟时加入紫菜片、火腿块,再煮至粥熟即成。

功效 紫菜有补肾养心、化痰软坚、清热利尿等功效,火腿有和中益肾、固骨髓、养胃气等功效,均适用于老年痴呆症。

第六节 内分泌与代谢性系统常见疾病

糖尿病

糖尿病是生活中一种常见的代谢疾病,与胰岛素分泌不足有关。糖尿病本身不会致残、致死,但由该病引发的并发症则可能致残、致死,且任何年龄的人群均有患此病的可能。在诊断方面,主要是根据空腹血糖的高低来判断病情的轻重,其在早期或轻症患者身上可能没有明显的症状,但重症糖尿病患者则有较明显的反应。发病的主要原因是遗传和环境,另外,某些病毒的感染或不健康的生活饮食习惯均可引起糖尿病的发生。如果对血糖控制不利,还可能引起血液中脂肪物质的升高,加速动脉粥样硬化,从而损害心脏、大脑、肾脏、神经、皮肤等。

由糖尿病引发的症状有:多饮、多食、多尿,身体消瘦、浑身无力,严重可出现烦渴、头痛、呕吐、腹痛、呼吸短促,甚至昏迷厥脱现象。女性患者还可能出现月经失调。

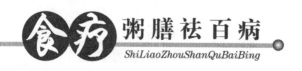

双莲粥

原料 莲子30克,莲藕60克,紫米40克,红糖适量。

做法

①紫米洗净,莲子、大米洗净后浸泡2小时以上,莲藕洗净后去皮,切成小丁。

②锅中放入紫米、大米、莲子及适量水,用大火煮沸后改用小火慢煮至米软。

③放入莲藕丁煮半个小时,调入红糖即可。

功效 此粥中含有丰富的膳食纤维,可降低葡萄糖的吸收速度,防止餐后血糖急剧上升,维持血糖平衡。

生地黄粥

原料 生地黄汁150毫升,陈仓米30克。

做法

①先将米淘洗干净,放入锅内加适量清水,煮粥。

②粥成,加入生地黄汁搅匀即可食用。一次吃完。

功效 清热养阴,和中益胃。可作为肺胃燥热型糖尿病患者的辅助治疗药膳。

葛根粳米粥

原料 葛根30克,粳米50克。

做法

①将葛根切片,粳米水磨后取米粉。

②两者同入沙锅内,加水500毫升,用小火煮至稠糊,稍温服食。

功效 此粥具有清热除烦、生津止渴的功效,适合糖尿病胃热口渴者食用。

第四章
各种常见病的粥膳调理

荷叶玉米须粥

原料 玉米须30克,大米100克,鲜荷叶1张。

做法

①把大米淘洗干净;鲜荷叶洗净,切成3厘米见方的块。

②锅置旺火上,将鲜荷叶和玉米须放入锅内,加清水适量,用旺火煮沸,再用小火煮15分钟,去渣留汁,备用。

③将大米、荷叶汁放入锅内,加适量清水,用旺火烧沸,再转小火煮至米烂成粥即成。

功效 适用于一般糖尿病患,但偏于肾阳不足者不宜。

山药南瓜粥

原料 大米80克,山药30克,南瓜30克,蜂蜜1汤勺(约15毫升)。

做法

①大米淘净后用清水浸泡30分钟。

②山药和南瓜均洗净,去皮切小块备用。

③将泡好的大米入锅,加入适量清水大火煮开,加入山药和南瓜共同熬煮30分钟即可出锅。

④待粥微凉后调入蜂蜜,搅拌均匀即可食用。

功效 山药中的营养成分含量较为丰富;南瓜中含有丰富的微量元素钴和果胶。两者搭配,具有滋补作用,有利于促进血液循环,防治糖尿病。

芹菜粥

原料 大米150克,芹菜100克。

做法

①将大米淘洗干净,放入锅中,加入适量清水,煮粥。

②芹菜去叶洗净,切成碎末。

③将芹菜末搅入粥中,边煮边搅拌,至熟即可。

功效 芹菜中含有丰富的膳食

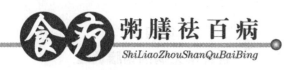

纤维，能够使糖分的吸收转慢，防止餐后血糖迅速上升。芹菜还含有芹菜碱、甘露醇等活性成分，经常食用可降低血糖。

蚕蛹粥

原料 带茧蚕蛹10个，大米适量。

做法

①用带茧蚕蛹煎水，取汁去茧。

②加入大米共煮成粥。

功效 益肾补虚，止渴。

葛根绿豆菊花粥

原料 粳米100克，绿豆60克，菊花10克，葛根30克。

做法

①将菊花装入纱布袋扎口，放入锅内加水煮汁，留汁去纱布袋；将绿豆洗净，用水浸泡30分钟；粳米淘洗净。

②将绿豆放入锅内，加入适量水大火煮沸，再用文火熬煮至绿豆开花，加入粳米煮沸，加入菊花汁，煮至米熟烂。

③加入葛根粉调至糊状，倒入锅内，稍煮即可食用。

功效 发表，清热除烦，生津止渴，透疹止泻，降低血压。

葛根粉粥

原料 葛根粉30克，粳米100克。

做法

①粳米加水适量武火煮沸，改文火再煮半小时。

②加葛根粉拌匀，至米烂成粥即可。每日早晚服用，可连服3～4周。

功效 清热生津，除烦止渴。

第四章 各种常见病的粥膳调理

栀子莲芯粥

原料 莲子芯10克，栀子20克，大米80克。

做法
①莲子芯挑出杂质，洗净；栀子研成细末；大米洗净。
②沙锅倒入适量温水置火上，放入莲子芯和大米，煮至米粒熟烂。
③加入栀子末搅拌均匀，煮3分钟，离火，晾至温热即可食用。

功效 此粥含有莲心碱，能分泌胰岛素，帮助糖尿病患者控制血糖，稳定病情。

肥胖病

肥胖是指一定程度的明显超重与脂肪层过厚，是体内脂肪，尤其是甘油三酯积聚过多而导致的一种状态。

标准体重计算方法：

体重指数＝体重（千克）/身高（米）的平方。

体重指数在19～25的就是健康体重。

体重指数在25～30，即为超重；体重指数＞30，即为轻度肥胖；体重指数＞35，即为中度肥胖；体重指数＞40，则为重度肥胖。

肥胖或体重超重，与遗传、疾病、饮食和生活方式有关，尤与饮食习惯和生活方式关系密切。许多研究证明：心理应激和各种消极的情绪反应，如焦虑、恐惧、愤怒、忧郁等也能促使人多进食，最后使自己的体重超标。

蔬菜油条粥

原料 大米150克，油条1根，小西红柿、菜花、胡萝卜、海带结各适量，姜末少许，精盐、味精各1/3小匙，高汤100毫升。

做法
①将大米淘洗干净，放入清水

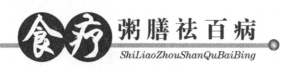

中浸泡；油条切成小段；小西红柿去蒂、洗净，切成两半；菜花洗净，掰成小朵；胡萝卜洗净、去皮，切成小条，与海带结一起放入沸水锅中焯烫一下，捞出沥干备用。

②坐锅点火，加入适量清水，先下入姜末、大米旺火煮沸，再添入高汤，加入油条、小西红柿、菜花、胡萝卜、海带结，转小火煮至米粥黏稠，然后放入精盐、味精搅拌均匀，即可盛出食用。

功效 抑制胃酸，帮助减肥。

莲子桂圆粥

原料 莲子50克，桂圆肉30克，冰糖适量。

做法

①将莲子去皮留芯，磨成粉后用水调成糊状。

②放入沸水中，同时放入桂圆肉、冰糖，煮成粥。每晚临睡前食1小碗。

功效 补益心肾。主治肥胖病，症见体态臃肿，神疲乏力，午后嗜睡，少气懒言，痰多，大便溏薄。

红豆山楂粥

原料 大米80克，红豆30克，山楂20克，白砂糖1汤勺（约15克）。

做法

①大米、红豆淘净（洗净后大米用清水浸泡30分钟，红豆用清水浸泡5小时以上）。

②山楂洗净，去蒂去核后切片备用。

③将泡好的大米和红豆入锅，加入适量清水，大火煮沸后改小火煮20分钟，加入切好的山楂片再煮10分钟至粥黏稠。

④调入白砂糖，搅拌均匀即可出锅。

功效 山楂含多种维生素，其中所含的解脂酶能促进脂肪类食物的消化，促进胃液分泌和增加胃内酶素等功能。

第四章
各种常见病的粥膳调理

茯苓粥

原料 茯苓粉30克，莲子15克，粳米300~400克，红枣10枚。

做法

①把莲子、粳米和红枣分别洗净。

②把洗净的莲子、粳米一起放进锅内，加入开水，用大火煮半个小时。

③待煮烂后，再加入茯苓粉、红枣，再用小火煮30分钟。早晚餐饭前食用。

功效 健脾升清，祛瘀降浊，帮助减肥。

什锦乌龙粥

原料 生薏米30克，冬瓜仁100克，红豆20克，干荷叶、乌龙茶适量。

做法

①荷叶、乌龙茶用粗纱布包好备用。

②将生薏米、冬瓜仁、红豆洗净一起放锅内加水煮熬至熟，再放入用粗纱布包好的干荷叶及乌龙茶续煎7~8分钟，取出纱布包即可食用。

功效 健脾利湿，帮助减肥。

薏米红豆粥

原料 薏米50克，红豆50克，泽泻10克。

做法

①将薏米、红豆、泽泻分别洗净。

②将泽泻先煎取汁，用汁与红豆、薏米同煮为粥。

功效 健脾利湿，减肥。

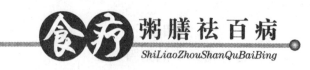

绿豆海带粥

原料 绿豆、海带各50克，大米100克。

做法

①将绿豆用清水泡软；海带反复漂洗干净，切成小块；大米淘洗干净，备用。

②锅内加水适量，放入绿豆、大米煮粥，五成熟时加入海带块，再煮至粥熟即成。

功效 绿豆有祛热解暑、利尿消肿等功效，海带有通经利尿、化瘀软坚、消痰平喘等功效，均适用于肥胖症、高血压等。

山楂莱菔粥

原料 生山楂50克，莱菔子39克，粳米100克。

做法

①将山楂去子与莱菔子烘干，研末。

②粳米洗净入锅，加清水适量，煮至粳米烂熟，加入山楂、莱菔子粉末，再煮10分钟即成。

功效 清热化痰，消食降脂，利尿减肥。适用于冠心病、高血压病、高脂血症、肥胖症及肉食积滞等。

洋葱豆腐粥

原料 大米120克，豆腐50克，青菜30克，猪肉50克，洋葱40克，虾米20克，精盐3克，味精1克，香油5克。

做法

①豆腐洗净切块；青菜洗净切碎；洋葱洗净切条；猪肉洗净切末；虾米洗净；大米洗净浸泡。

②锅中注入水，下入大米大火烧开，改中火，下入猪肉、虾米、洋葱煮至虾米变红。

③改小火，放入豆腐，熬煮至粥成，放入青菜、精盐、味精稍煮片刻，淋上香油拌匀即可。

功效 本粥具有美容养颜、清热解毒的作用、对减肥也有一定的作用。

第四章
各种常见病的粥膳调理

嫩滑牛肉粥

原料 大米 100 克,嫩牛肉 50 克,鸡蛋 1 个,葱 1 根,高汤 5 碗,米酒、酱油各大半匙,淀粉 1 大匙,盐、胡椒粉各适量。

做法

①大米洗净,浸泡 30 分钟;牛肉切薄片,放入碗中加米酒、酱油和淀粉腌 10 分钟。

②葱洗净,切末;鸡蛋打散备用。

③大米放入锅中加入高汤,大火煮滚改成小火熬成白粥。

④白粥煮滚,放入牛肉片烫至 6 分熟,加入蛋汁、盐、胡椒粉调匀,撒上葱花,即可盛出。

功效 牛肉含胆固醇较低,但蛋白质和铁的含量却很高。适用于动脉硬化以及糖尿病患者。

北极虾生菜粥

原料 米饭 100 克,野生北极虾 200 克,三文鱼 80 克,生菜叶 6 片,姜丝少许,精盐 1 小匙,白胡椒粉 1/2 小匙。

做法

①将北极虾洗净,去头、去壳;三文鱼洗净,切成小丁,加入姜丝、白胡椒粉略腌;生菜洗净,撕成小块备用。

②坐锅点火,加入适量清水用大火煮沸,先下入米饭,转中小火煮 20 分钟,待粥将成时,放入北极虾、三文鱼丁、姜丝煮至肉将熟,再放入生菜叶,加入精盐搅拌均匀,即可出锅装碗。

功效 补肾养颜,减肥润肤。

莲子木瓜粥

原料 莲子 20 粒,木瓜 100 克,圆糯米 150 克,橘皮、冰糖各适量。

做法

①莲子与圆糯米洗净,用清水浸泡 2 小时;木瓜洗净去皮后切块;橘皮洗净后切丝。

②锅置火上,主秣清水 5 杯,圆糯米、莲子,大火煮沸后转小火,熬煮 1 小时。

③将木瓜、冰糖放入粥中,小火煮 40 分钟后撒上橘皮丝即可。

功效 美容养颜,瘦身润肤。

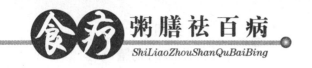

第七节 外科常见疾病

疖

　　疖又称疖肿，是皮肤浅表的急性化脓性疾病，多发生于夏秋季节。正常人的毛囊及皮脂腺内通常都有细菌存在，在机体抵抗力降低及不注意个人卫生的情况下，这些细菌便会致病，造成一个毛囊及其所属皮脂腺急性化脓性感染，即称疖，可扩散到皮下组织，易发生在面、颈、腰下、臀部。

　　中医认为，疖多因天气闷热，汗出不畅，热不外泄，暑湿热毒，蕴蒸肌肤，引起痱子，反复搔抓，破伤染毒而生。

　　饮食宜选择清热、解毒、祛暑之物，忌食辛辣、肥腻、甜食和发物。

蒲公英粥

原料 鲜蒲公英90克（干品45克），粳米100克。

做法

①将蒲公英洗净切碎，加水煎煮，去渣取汁。

②将蒲公英汁与淘洗干净的粳米一同入锅，加水适量，先用旺火烧开，再转用文火熬煮成稀粥。

功效 清热解毒，消肿散结。主治疖肿，局部皮肤潮红，次日肿痛，根脚很浅，舌红者。

鱼腥草粥

原料 鱼腥草40克，甘草6.5克，糙米75克。

做法

①两草水煎取汁。

②加糙米煮为稀粥服食。

功效 清热解毒、散结消肿。适用于疖肿。

第四章
各种常见病的粥膳调理

野鸭粥

原料 野鸭肉 200 克，糯米 150 克，猪五花肉 50 克，料酒 10 克，大白菜 10 克，精盐、葱、姜、味精、香油各适量。

做法

①将大白菜洗净切成丝，备用。

②野鸭肉、猪五花肉切成丁，放入碗内，加葱、姜、料酒适量，上笼蒸至料熟后，去鸭骨、葱和姜。

③将糯米洗净入锅加肉汤上火烧开，加大白菜和蒸好的鸭肉及猪五花肉，用文火煮片刻，放入香油、味精调味即可。

功效 补中益气，解毒消肿。

地茅粟米粥

原料 生地 20 克，茅根 30 克，粟米 100 克，白糖适量。

做法

①将生地、茅根分别洗净切碎，水煎两次，每次用水 400 毫升，煎半小时，两次混合，去渣留汁于锅中。

②将粟米淘净放入锅内，慢熬成粥，下白糖，调溶。

功效 用于素体血热，常患疮疖，咽喉疼痛、大便干燥、小便色黄灼热。

痈

痈是多个相临的毛囊及其所属皮脂腺的急性化脓性感染。现代医学认为痈的发生是感染金黄色葡萄球菌所致，感染常从一个毛囊底部延伸到皮下组织，沿着深筋膜向四周扩散，侵及附近的许多脂肪柱，再向上传入毛囊群而形成多个脓头。

痈的临床表现：初起时患处起一硬块，上有一小脓头，肿块渐增大，表面脓头增多，局部发红灼热，高肿疼痛，伴寒热、头痛、食欲不振等全身症状，以后创面渐渐坏死、腐烂。形如蜂窝状，此时高热口渴，便秘溲黄，血液中白细胞计数增高，最后脓液渐畅泄，腐肉脱落，

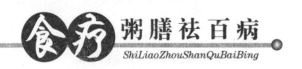

坏死组织脱尽,疮口渐愈。整个病程1个月左右。若体质虚弱或糖尿病患者患痈,局部与全身症状都较严重,处理不及时,可引起败血症。

绿豆糯米粥

原料 绿豆50克,糯米50克,白糖适量。

做法

①将绿豆煮烂。

②再入糯米以急火煮成稀粥,食时加白糖调味。早晚餐服食。

功效 适用于痈肿收口期。

茯苓白芷粥

原料 金银花50克,茯苓20克,白芷10克,粳米100克。

做法

①将上药加水煎汁,去渣取汁。

②用药汁与淘洗干净的粳米一同煮粥,早晚服用。

功效 清热利湿,托毒。用于痈肿溃脓期,脓腐未尽,伴高热口渴者。

五味消毒粥

原料 金银花、野菊花、蒲公英、紫花地丁、紫背天葵各10克,大米100克,白糖少许。

做法

①将诸药择净,放入锅中,加清水适量,水煎取汁。

②加大米煮粥,待熟时调入白糖,再煮一二沸即成。

功效 清热解毒,消肿散结。适用于痈肿疼痛、口苦、便秘等。

解毒消痈粥

原料 蒲公英60克(或鲜品90克),金银花100克,大米100克。

做法

①先将蒲公英洗净、切碎,与金银花一同煎煮,取汁去渣。

第四章 各种常见病的粥膳调理

②将洗净的大米倒入药汁内,用文火同煮成粥。

功效 清热解毒,行瘀活血。

痔疮

痔疮是外科最常见的一种疾病,是由于直肠下部、肛管或肛门缘的痔静脉丛扩张、屈曲和充血而形成的赘生物。临床上根据痔疮的发生部位不同,通常分为内痔(发生在肛门齿状线之内)、外痔(发生在肛门齿状线之外)、混合痔(内痔和外痔同时存在)三种类型。本病多见于成年人,其发病原因与久立、过度负重、嗜食辛辣、长期便秘或妊娠等有关。其临床表现主要为出血、脱出、肿胀、疼痛、便秘等。据报道在我国成年人中痔疮的发病率为50%~70%,所以古人有"十人九痔"之说。

红豆荸荠粥

原料 红豆10克,荸荠50克,大米100克,白糖1大匙。

做法

①将红豆洗净,备用;荸荠去皮,洗净,一切两半;大米淘洗干净。

②将第一步处理好的红豆、荸荠、大米一同放入锅内,加水3碗,大火烧沸后,再转小火煮45分钟。

③加入白糖搅匀即可。

功效 适用于痔疮。

柿饼粥

原料 柿饼2~3个,粳米100克。

做法

①将柿饼洗净切碎。

②与淘洗干净的粳米一同煮成粥。每日2次,连服数日。

功效 涩肠止血,主治内痔出血。

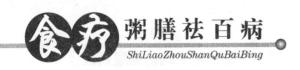

秦艽止痛粥

原料 秦艽、桃仁、皂角子、苍术、防风、黄柏、当归尾、泽泻、槟榔、大黄各10克，大米100克，白糖少许。

做法

①将诸药择净，放入锅中，加清水适量，水煎取汁。

②加大米煮粥，待熟时调入白糖，再煮一二沸即成。

功效 清热利湿，凉血止血。适用于痔疮出血。

杏仁粥

原料 杏仁20克，大米50克。

做法

①杏仁去皮、尖。

②用大米煮粥，待粥快熟时，将杏仁放入粥内，粥熟加入白糖即成。

功效 适用于大便干燥、痔疮下血等。

桑耳粥

原料 桑耳3克，粳米50克。

做法

①将桑耳、粳米分别洗净。

②先煎桑耳，去渣取汁，和米煮粥，空腹服用。

功效 祛风活血。适用于肠风痔血。

苍耳子粥

原料 苍耳子15克，粳米100克。

做法

①先煎苍耳子，去渣取汁。

②在药汁中下入粳米煮粥。空腹服用。

功效 祛风消肿。适用于痔疮下血，老人目暗不明等。

第四章
各种常见病的粥膳调理

牛脾粥

原料 牛脾1具,粳米100克。

做法

①每次用牛脾150克,细切。

②和米煮粥。空腹食之。

功效 健脾消积。适用于脾虚食滞,兼治痔疮下血。

桑仁糯米粥

原料 桑仁100克,糯米150克。

做法

①煎煮桑仁,去渣取汁。

②药汁中下入糯米,同煮成粥。每日1~2次,空腹食用。

功效 滋补肝肾,养血功效。适用于痔疮下血,烦热消瘦等。

香蕉蕹菜粥

原料 香蕉100克,蕹菜(空心菜)100克,粳米50克,精盐或白糖适量。

做法

①蕹菜取尖,香蕉去皮为泥,粳米淘洗干净。

②粳米放入锅中煮至将熟时,放入蕹菜尖、香蕉泥、精盐或白糖,同煮为粥。

功效 清热解毒,润肠通便。可用于痔疮实热之证,大便秘结带血者。

桑葚糯米粥

原料 桑葚30克(鲜品60克),糯米100克,冰糖25克。

做法

①将糯米淘洗净,与桑葚同放锅内,加水适量煮粥。

②粥熟时加入冰糖。稍煮至冰糖化即可。每天分2次空腹服。5~7天为1疗程。

功效 滋补肝肾,养血。适用于湿热型痔疮。

脱肛

脱肛是指肛管、直肠和直肠黏膜突出于肛门外的疾病，好发于老人、小儿、多产妇和久病体虚之人。脱肛之虚者，多因素体虚弱，中气不足，因劳伤耗气。或产育过多，或大病之后气血方虚，或慢性腹泻，或久咳等均可致气虚下陷，固摄失司而脱肛。若小儿先天不足，气血未旺，或年老体衰，或滥用苦寒攻伐药物亦能导致真阴不足，关门不固而脱肛。脱肛之实者，多由湿热痔疾下注直肠而发。

黄芪粥

原料 黄芪15克，大米100克，红枣5个，白糖适量。

做法

①将黄芪择净，放入锅内，加清水适量，浸泡5~10分钟后，水煎取汁。

②药汁中加大米、红枣煮粥，待煮至粥熟后，白糖调味服食。

功效 补中益气，升阳举陷。适用于脱肛。

郁李仁粳米粥

原料 郁李仁30克，粳米50克。

做法

①将郁李仁洗净，用纱布包好，扎紧端口，置锅中，加清水500毫升，武火煮沸10分钟，滤渣取汁。

②药汁中加粳米，武火煮开3分钟，改文火煮30分钟，成粥，趁热分次食用。

功效 补益滑肠。适用于便秘引起的脱肛及小便短赤者。

附片熟地粥

原料 肉桂、附片、熟地、山药、枣皮、茯苓、泽泻、牡丹皮各10克，大米50克，白糖适量。

第四章 各种常见病的粥膳调理

做法

①将诸药择净,放入锅中,加清水适量,水煎取汁。

②加大米煮粥。待熟时调入白糖,再煮一二沸即成。

功效 补肾益气。适用于直肠脱垂、腰膝冷痛、四肢不温等。

竹笋粳米粥

原料 新鲜竹笋1根,粳米200克,白糖适量。

做法

①将竹笋洗净切碎。

②切好的竹笋与粳米共入锅,加水煮成笋粥,用白糖调服。

功效 可治久泻久痢、脱肛。

骨质疏松症

骨质疏松症是一种全身性骨质代谢性疾病。它以骨量减少,骨的微观结构退化,骨的脆性增加和容易发生骨折为特征。此症是老年人尤其是绝经后妇女的常见病、多发病,其发病率已跃居所有疾病第七位。

骨质疏松症的发生虽然无声无息,但其危害却令人触目惊心。骨质疏松症的后果是骨折以及骨折引发的各种并发症,其中髋骨骨折的患者中有1/3死于各种并发症,而存活者中间也有部分人残废,是骨质疏松症最严重的后果之一。专家们估计,目前全世界有1/3人患髋骨骨折,且大多是静悄悄地发生而没有明显的症状。研究发现,女性患骨质疏松症的危险性是男性的3倍,绝经后的妇女有1/3患骨质疏松症。骨质疏松症虽然危险性大,难以治愈,但它还是可以预防和治疗的。

苓牡粥

原料 茯苓30克,生牡蛎30克,鲜羊肉500克,粳米60克。

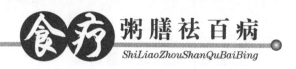

做法

①将茯苓、生牡蛎、鲜羊肉、粳米分别洗净。

②先取茯苓、牡蛎煎煮，去渣取汁。

③放羊肉、粳米同煮，待粥熟加佐料调服。

功效 补脾肾，壮筋骨。适用于骨质疏松症属脾肾阳虚者。

玉米牛奶粥

原料 玉米粒60克，大米100克，牛奶100毫升，葱、白糖各适量。

做法

①将玉米粒洗净，大米淘洗干净，浸泡一段时间；葱洗净切花。

②将大米放入锅中，加水，以大火煮开，加入玉米，转小火慢慢熬煮。

③待粥成时，倒入牛奶，加入白糖煮沸，最后撒上葱花即可。

功效 这道玉米牛奶粥营养极其丰富，而且能强健筋骨，预防骨质疏松症的发生，适合中老年人经常食用。

小枣山药大麦粥

原料 大麦仁100克，金丝小枣20克，山药80克。

做法

①将大麦仁洗净，浸泡一段时间；金丝小枣剥开；山药去皮洗净切碎。

②将大麦仁放入锅中，加适量水，以大火煮开，再放入红枣，转小火，慢慢熬煮。

③待熟时，加入山药煮至粥稠即可。

功效 此粥有助于提高心、肺、肝、脾、肾的代谢功能，并能有效补充钙质，预防骨质疏松症。

第四章
各种常见病的粥膳调理

牛奶蜜枣甜粥

原料 粳米 80 克，牛奶 200 毫升，蜜枣 15 个，蜂蜜、淀粉各适量。

做法

①粳米淘洗干净，浸泡 30 分钟；蜜枣洗净去核。

②淀粉用水调成糊，牛奶倒入沙锅，大火煮沸。

③再向锅中放入粳米、蜜枣和淀粉酶，边煮边拌，煮成粥后加入蜂蜜拌匀即可。

功效 此粥对中老年人的身体健康很有好处，对中老年人骨质疏松及贫血等有一定的食疗作用。

红豆核桃糙米粥

原料 红豆 50 克，核桃适量，糙米 100 克，红糖适量。

做法

①将糙米、红豆淘洗干净，沥干，入锅加适量水以大火煮开后，转小火煮约 30 分钟。

②加入核桃以大火煮沸，转小火煮至核桃酥软。

③最后加红糖续煮 5 分钟，即可熄火。

功效 此粥能补养气血，强健筋骨，并能有效预防骨质疏松及改善睡眠质量，骨质疏松者可常食。

豆果羊肉木瓜粥

原料 羊肉 100 克，苹果 5 克，豌豆 300 克，木瓜 1000 克，粳米 500 克，白糖适量，精盐、味精、胡椒粉适量。

做法

①将羊肉洗净，切成六分见方的块；粳米、苹果、豌豆淘洗干净；木瓜取汁待用。

②将羊肉、苹果、豌豆、粳米、木瓜汁、清水适量放入锅，用武火烧沸后，转用文火炖，至豌豆熟烂，肉熟，放入白糖、精盐、味精、胡椒粉即成。

功效 经常食用，能补中益气，预防骨质疏松症。

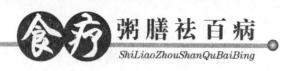

核桃补肾粥

原料 核桃仁、粳米各30克，莲子、淮山药、黑眉豆各15克，巴戟天10克，锁阳6克。

做法

①将上述用料洗净，黑眉豆可先行泡软，莲子去芯，核桃仁捣碎，巴戟天与锁阳用纱布包裹。

②同入深锅中，加水煮至米烂粥成，捞出巴戟天、锁阳药包，调味咸甜不拘，酌量吃用。

功效 补肾壮阳、健脾益气。适用于脾肾两亏的骨质疏松症患者。

薤白粥

原料 粳米100克，鲜薤白50克，葱白、精盐各适量。

做法

①将鲜薤白、葱白洗净，切成丝备用；粳米洗净，用冷水浸泡。

②将粳米放入锅内，加入适量水，用大火煮沸。

③将薤白丝、葱白丝放入粥锅中，改小火煮至米烂粥稠，下精盐调味即可。

功效 舒筋活络，强筋健骨。适用于风湿疼痛、虚损、脾弱不运、腰膝酸软、骨质疏松等症。

冰糖红薯粥

原料 粳米200克，红薯300克，冰糖适量。

做法

①粳米洗净，浸泡30分钟；红薯切块；冰糖打碎。

②红薯块和粳米一同入汤锅中，加清水大火煮沸后，改用小火约煮30分钟。

③加冰糖搅匀，加盖再煮一会儿即可食用。

功效 红薯含有较多的钙、镁、钾等微量元素，钙和镁可预防骨质疏松症。

第四章
各种常见病的粥膳调理

黑芝麻甜奶粥

原料 粳米100克,熟黑芝麻25克,鲜牛奶1杯,白糖1大匙,高汤4杯。

做法
①粳米淘洗干净,加适量清水浸泡30分钟,捞出。
②粳米放入锅内,加高汤煮沸,转小火煮至米粒软烂黏稠即可。
③加入鲜牛奶,用中火烧沸,再加入白糖搅拌均匀,撒上黑芝麻即可。

功效 补充钙质,预防骨质疏松。

痛 风

痛风是一种嘌呤代谢障碍性疾病,临床常见表现为高尿酸血症。嘌呤是组成人体蛋白质的重要成分,来源于食物和体内合成,分解后生成尿酸,大部分由肾脏排泄,小部分随大便排出,当尿酸生成过多,或肾脏排泄减少时,尿酸沉积于各组织内,就会形成结石。疲劳、局部损伤、酗酒或饮食失调,均可诱发痛风急性发作。随着蛋白质食品消耗的增加,痛风已成为日本人的一种常见病。近几年由于人民生活水平不断提高,痛风的患病率在我国也呈上升趋势。因此,饮食调节与痛风的发病有明显关系。

大黄茵陈粥

原料 大黄、茵陈各10克,藤梨根30克,大米50克,白糖适量。

做法
①将诸药择净,放入锅中,加清水适量,水煎取汁。
②再加大米煮粥,待熟时调入白糖,再煮一二沸即成。

功效 清热除湿,通络止痛。适用于痛风性关节炎,关节红肿疼痛,痛有定处,肌肤麻木不仁。

牛膝粥

原料 牛膝茎叶20克,粳米100克。

做法

①牛膝加水200毫升,煎至100毫升,去渣留汁。

②入粳米100克,再加水约500毫升,煮成稀粥。每日早晚温热顿服,10天为1个疗程。

功效 健脾祛湿,止痛。适用于痛风。

芹菜红萝卜粥

原料 红萝卜50克,芹菜70克,大米50克。

做法

①将红萝卜及芹菜洗干净后切碎。

②红萝卜、芹菜、大米一同下锅煮粥、文火熬制40~50分钟即可。

功效 适用于急性痛风发作期。

板栗粥

原料 板栗粉30克,糯米50克(小儿减半)。

做法

将板栗粉与糯米加水400毫升,放沙锅内用文火煮成稠粥。

功效 健脾胃,壮筋骨。

桃仁粳米粥

原料 桃仁15克,粳米160克,白糖适量。

做法

①将桃仁捣烂如泥,加水研汁,去渣。粳米煮为稀粥,即可食用。

②将粳米加水煮粥,粥半熟时调入何首乌粉,边煮边搅匀,至黏稠时即可,加白糖调味。

功效 适用于痛风。

第四章
各种常见病的粥膳调理

茯苓粥

原料 茯苓粉 15 克,粳米 30 克。

做法 粳米加水煮粥,待粥将成时,调入茯苓粉稍煮。

功效 健脾化湿。适用于痛风。

红豆二米粥

原料 红豆 15 克,薏米、粳米各 30 克。

做法 以上三味,加水如常法煮粥。

功效 清热利湿,通络搞痹。适用于痛风

薏苡仁粥

原料 薏苡仁、糯米各 30 克,冰糖适量。

做法
①将薏苡仁和糯米洗净。
②二者一起放入沙锅,加水文火煎煮成粥,加入冰糖再煮片刻即成。

功效 温中利尿,除痹消肿。适用于痛风之肌肉抽搐。

防风米粥

原料 大米 100 克,防风 15 克,葱白、红糖各少许。

做法
①将防风用温水浸软,漂洗干净;葱白去干皮、洗净,切碎;大米淘洗干净备用。
②锅置火上,加入适量清水,放入防风煮沸 15 分钟,滤去药渣,再加入大米继续煮至粥熟,然后撒入葱白、红糖,待再次烧沸后,即可出锅装碗。

功效 祛风止痛,解热抗炎。适用于痛风。

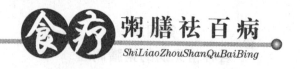

白芷粥

原料 白芷、白糖各15克,大米60克。

做法
①将白芷研成细粉;大米淘洗干净。
②将白芷、大米一同放在锅内,加适量水,放在大火上煮沸,再用小火煮30分钟加入白糖即成。

功效 祛风燥湿,消肿止痛。适用于寒湿腹痛、痛风等。

风湿、类风湿性关节炎

风湿性关节炎是关节炎的一种,主要表现为全身大关节红、肿、热、痛,活动受限,呈游走性发作,但不化脓,急性期过后,关节功能完全恢复。若没有及时治疗,转为慢性时,关节、肌肉、筋骨疼痛是一种十分常见的病痛,感受寒和湿时,疼痛加剧。风湿病痛,病情缠绵,反复发作,若不积极防治,常常可导致风湿性心脏病。此病属于中医的"痹症"范畴。

类风湿性关节炎是一种结缔组织疾病,是一种以反复发作、非化脓性炎症为主要特征的慢性全身性疾病,主要侵犯关节和腱鞘滑膜,也常累及心脏、血管、眼、胸膜、淋巴系统及皮下组织。其临床特点为缓慢起病的对称性中小关节棱形肿胀、疼痛、畸形与强直,以及消瘦、贫血、低热、手足麻木等。急性者多有发热,有时可为高热。多数患者关节受累为对称性关节炎,表现有红肿热痛及功能障碍。

松叶粳米粥

原料 松叶30克,粳米100克。

做法
①将松叶切细煎煮,去渣取汁。

第四章 各种常见病的粥膳调理

②加入粳米煮粥,空腹食用。

功效 祛风通络。主治风湿性关节炎,症见关节疼痛、肿胀,小关节变形,屈伸不利。

防己桑枝粥

原料 防己12克,桑枝30克,薏苡仁60克,红豆60克。

做法

①把全部用料洗净,放入瓦锅。

②加水适量,以文火煮2~3小时,成粥即可。随量食用。

功效 清利湿热、宣通经络。适用于风湿性关节炎、类风湿性关节炎等属于湿热痹阻者。

木瓜粥

原料 木瓜15克,粳米100克,生姜汁、蜂蜜各少许。

做法

①将木瓜研为细末。粳米如常法煮至将熟,加入木瓜末,再煮数沸,调入生姜汁、蜂蜜即成。

功效 祛湿舒筋。适用于风湿性关节炎、脚气等。

苡仁丝瓜粥

原料 苡仁150克,薄荷15克,豆豉50克,丝瓜100克。

做法

①将丝瓜去皮洗净后切成块;薄荷、豆豉择洗净,放入锅内,加水1500毫升,沸后用文火煎约10分钟,滤汁去渣。

②苡仁洗净后与丝瓜一同倒入锅内,注入药汁,置火上煮至苡仁酥烂。食时可酌加糖或精盐调味。

功效 清热利湿,解表祛风。适用于风湿性关节炎。

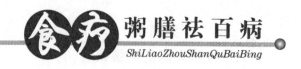

木瓜薏苡仁粥

原料 木瓜10克，薏苡仁30克，白糖1匙。

做法

①木瓜、薏苡仁洗净。

②倒入小锅内，加冷水1大碗，先浸泡片刻，再用小火慢炖至薏苡仁酥烂，加白糖1匙，稍炖即可。

功效 祛风利湿，舒筋止痛。

乌头粥

原料 香白米50克，生川乌头末10克。

做法

①香白米与生川乌头末同放锅中，加水500毫升。

②水沸后取微火煮，至米开花时，即可食用。

功效 温经散寒，除痹止痛。

桂花苡米粥

原料 苡米30克，淀粉少许，砂糖、桂花适量。

做法

先煮苡米，米烂熟放入淀粉少许，再加砂糖、桂花。作早餐用。

功效 清利湿热，健脾除痹。

桂浆粥

原料 肉桂10克，粳米50克，红糖适量。

做法

①将肉桂研成细末，粳米洗净。

②如常法煮粥，待粥将熟时，加入肉桂末、红糖，再煮沸1~2次即成。趁热空腹吃下，每日1剂，3~5日为1个疗程，有效再服1~2个疗程。

功效 温经散寒，暖胃止痛。适用于类风湿性关节炎。热证及阴虚火旺者禁用。

第四章 各种常见病的粥膳调理

黑豆粥

原料 黑大豆、食油、白糖各500克，大米1500克，生姜末适量。

做法

①黑大豆隔日浸泡，与食油同煮烂。

②大米煮烂，下入煮好的黑豆，并加白糖、生姜末，每天当粥吃。

功效 适用于类风湿性关节炎肌肉萎缩，皮肤发黑者。

雷公藤粥

原料 雷公藤5克，大米100克，白糖适量。

做法

①将雷公藤择净，放入锅中，加清水适量，浸泡5～10分钟后，水煎取汁。

②加大米煮粥，待粥熟时下白糖，再煮一二沸即成。

功效 清热通络，疏风胜湿。适用于类风湿性关节炎关节红肿疼痛，不能曲伸等。

湿 疹

湿疹是一种变态反应性炎性皮肤病，主要特点是多形损害，对称分布，自觉瘙痒，反复发作，易演变成慢性等。男女老幼皆可发病，无明显季节性，但冬季常复发。一般分为急性、亚急性和慢性三类。其发病原因复杂，常由内在刺激因素（如病毒感染、消化不良、食物过敏、肠寄生虫、服用某些药物等）或外来刺激因素（如寒冷、毛织品、肥皂、花粉、昆虫及某些粉末的接触）作用于机体而引起。

白术山楂粥

原料 粳米100克，山楂、白术各15克。

做法

①将后2味水煎取汁。

②药汁与粳米同煮为粥。随意服食，可常食。

功效 健脾，消食，化滞。适用于慢性湿疹之皮损粗糙肥厚，伴纳差腹胀者。

桑葚百合红枣粥

原料 桑葚、百合各30克，红枣10枚，粳米100克。

做法 按常法煮粥食用。每日1剂，连服7~10日。

功效 清热凉血，健脾利湿，用于亚急性湿疹。

茅根苡仁粥

原料 鲜茅根30克，生苡仁300克。

做法

①煮茅根20分钟后去渣留汁。

②药汁中纳生苡仁煮成粥。

功效 清热凉血，除湿利尿。适用于湿疹湿热蕴结型皮损潮红，丘疹水疱广泛，尿赤者。

甘蔗煲粥

原料 甘蔗500克，大米及清水适量。

做法

甘蔗切成小段，劈开。加入大米及清水煮粥食用。

功效 适用于湿疹。

扁豆粥

原料 扁豆50克，粳米100克。

做法

扁豆加水200毫升煎至100毫升，去渣留汁。入粳米再加水600毫升左右，煮成稀稠粥，每日早晚温热顿服。

功效 清热利湿。适用于皮肤湿疹。

第四章
各种常见病的粥膳调理

莲花粥

原料 莲花5朵,糯米100克,冰糖15克。

做法

先将糯米加水煮粥,待粥将成时,加入冰糖、莲花稍煮即可。

功效 清热利湿。适用于湿疹。

甘草绿豆粥

原料 绿豆半杯,生甘草10克。

做法

①绿豆洗净,备用。

②绿豆、生甘草一同放入锅中,加适量水,以慢火煮至粥熟即可。

功效 消暑,利湿,可解暑热及各种药物中毒等。

此粥非常适合因过敏引起的各种湿疹,还可作为夏季消暑的必备饮品。

桂花土豆粥

原料 土豆100克,籼米50克,桂花、白糖适量。

做法

①土豆去皮洗净,切成小块;籼米淘洗干净。

②锅置火上,加入适量清水烧热,下入籼米烧沸,再用文火熬粥,水开时加入土豆块,将熟时放入桂花和白糖,煮片刻即成。

功效 消炎解毒、祛湿健脾。适用于湿疹。

苡仁绿豆粥

原料 绿豆、薏苡仁各50克。

做法

①将绿豆、薏苡仁分别洗净。

②将上2味加水煮粥服食。

功效 清热利湿。适用于急性湿疹患者。

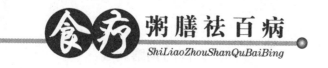

痤疮

痤疮俗称"青春痘"、"粉刺",是一种多发于青少年毛囊皮脂腺的慢性皮肤炎症。通常此病女性比男性发病早,而男性比女性病情重。此病病程慢,常持续至成人期。痤疮如不及时治疗或防治不当,可遗留终生难愈的疤痕而影响容貌。本病多从男女青春期开始发病。由于青春期雄性激素分泌旺盛,皮脂腺增大,皮脂分泌增多,同时使毛囊、皮脂腺导管角质化过度,皮脂瘀积于毛囊形成脂栓,即粉刺。另外,遗传、内分泌功能障碍、多脂多糖类及刺激性饮食、高温及某些化学因素等,也可能是该病的诱因。中医认为,痤疮的治疗应以清热、凉血、祛湿等方法为主。

石膏莲子粥

原料 石膏40克,莲子27克,枇杷叶、菊花各13克,糙米75克。

做法
①将糙米、莲子淘净;药用布包。
②加清水适量煮至粥熟后,去药包服食。

功效 清热泄肺、解毒散结。适用于痤疮。

桃仁山楂粥

原料 桃仁、山楂各9克,粳米100克,白糖适量。

做法
①桃仁、山楂和粳米分别洗净。
②将桃仁、山楂水煎取汁,调入粳米粥内,加入白糖服食。

功效 活血化瘀,润肤散结。适用于湿阻血瘀型痤疮。

第四章 各种常见病的粥膳调理

杏仁薏米粥

原料 甜杏仁、海藻、昆布各9克，薏米30克。

做法
①先把前三味加水适量煎煮熟烂。
②再入薏米煮粥食。每日1剂，连服20～30剂。

功效 宣肺除湿，化痰散结。适用于痤疮。

枇杷菊花粥

原料 枇杷叶9克，菊花6克，粳米60克。

做法
①枇杷叶、菊花用布包好，加水2000毫升，煎至约1500毫升。
②入粳米煮粥服食。每月1剂，连服10～15日。

功效 清泻肺热。适用于痤疮。

薏苡仁海带三仁粥

原料 薏苡仁、枸杞子、桃仁各15克，海带、甜杏仁各10克，绿豆20克，粳米80克。

做法
①将桃仁、甜杏仁用纱布包扎好，水煎取汁。
②加入薏苡仁、海带末、枸杞子、绿豆、粳米一同煮粥。每日2次。

功效 清热解毒，清火消炎，活血化瘀，养阴润肤。

枸杞消炎粥

原料 枸杞子30克，白鸽肉、粳米各100克，精盐、味精、香油各适量。

做法
①洗净白鸽肉、剁成肉泥。
②洗净枸杞子和粳米，放入沙锅中，加鸽肉泥及适量水，文火煨粥，粥成时加入精盐、味精、香

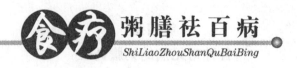

油,拌匀。每日1剂,分2次食用,5~8剂为1个疗程。

功效 脱毒排邪,养阴润肤。

海藻薏苡仁粥

原料 海藻、昆布、甜杏仁各9克,薏苡仁30克。

做法

①将海藻、昆布、甜杏仁加水适量煎煮,弃渣取汁。
②与薏苡仁煮粥食用。每日1次,21天为1个疗程。

功效 活血化瘀,消炎软坚。适用于痤疮。

山楂桃仁粥

原料 山楂、桃仁各9克,荷叶半张,粳米60克。

做法

①先将山楂、桃仁、荷叶和粳米分别洗净。
②先将前3味煮汤。去渣后加入粳米,煮成粥。每日1次,连用30日。

功效 适用于痰瘀凝结所致的痤疮。

黑豆益母粥

原料 黑豆150克,益母草30克,桃仁10克,苏木15克,粳米250克,红糖适量。

做法

①将益母草、苏木、桃仁用水煎煮30分钟,滤出药液。
②将黑豆加药液和水,煮至八成熟,下粳米煮粥,粥烂加红糖即可食。

功效 活血化瘀。适用于硬结痤疮。

枸杞黄芪鸽肉粥

原料 枸杞子30克,黄芪30克,白鸽肉200克,粳米100克。精盐、味精、香油各适量。

做法

①先将黄芪洗净，放入沙锅中加水煎2次，取药汁。

②白鸽肉洗净，剁成泥状，枸杞子洗净。

③把枸杞子、粳米放入锅内，加入黄芪药汁和适量水，烧开后再加入鸽肉，用文火煨粥，肉烂粥成时，加入精盐、味精、香油拌匀即成。

功效 此粥可排毒排邪、养阴润肤、消痛退肿。适用于皮肤有感染、脸生粉刺者。

皮肤瘙痒

皮肤瘙痒症是一种无原发性病变，仅有皮肤瘙痒及继发性抓痕、血痂、皮肤肥厚、苔藓样变等皮损的常见皮肤病。中医称之为痒风、风瘙痒。因部位不同又有阴痒、肛门痒等。

本病可泛发于全身，亦可局限于肢体一部。表现为阵发性瘙痒，往往以晚间为重，难以遏止，故而致失眠或夜寐不安。白天无精打采，精神不振。

根据其临床表现，本病可分为风热、风寒、湿热、血虚等四种类型。选择食疗药膳时当以疏风、清热、散寒利湿、养血润肤为治疗方法，予以辨证施食。

马齿苋红豆粥

原料 马齿苋50克，红豆2大匙，粳米半杯。

做法

①马齿苋择洗干净，入沸水锅中汆烫后晾晒，切碎；粳米淘洗干净。

②红豆洗净，放入沙锅中，加入适量清水，以大火煮沸，再改用小火煮30分钟，待红豆熟烂，加入粳米，视需要可加适量温开水，继续用小火煮至红豆、粳米熟烂如酥，加入马齿苋，拌匀，再煮至沸即可。

功效 此粥对于皮肤瘙痒有很好的食疗效果。

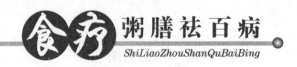

苍耳草粥

原料 苍耳草20克，粳米100克。

做法

①粳米淘净。苍耳草洗净切碎，放入锅内加清水适量，用武火烧沸后，转用文火煮10~15分钟，去渣留汁。

②将粳米、苍耳草汁放入锅内，置武火上烧沸后，转用文火煮至米烂成粥即可。

功效 清热，祛风，解毒。适用于风热外侵之皮肤瘙痒。

红豆大米粥

原料 大米30克，红豆30克。

做法

①将红豆拣净沙粒，清洗后加水浸泡1小时，大米淘净，也加水浸泡1小时。

②锅中加足够的水，倒入红豆以大火煮开后，改用小火熬煮。

③待红豆煮至开花后，捞去豆皮，再将大米下锅，一起煮至米粒软烂即可。

功效 这道粥具有利水除湿、和血排脓、消肿解毒之功效，适合皮肤瘙痒者食用。

胡萝卜肉皮粥

原料 胡萝卜、肉皮各100克，粳米80克，精盐适量。

做法

①胡萝卜削皮洗净，切成细丝，备用。

②肉皮处理干净后，切成条状，氽烫后捞出。

③粳米淘洗干净，放入锅中，加适量水煮成粥，待粥软烂时加入肉皮、胡萝卜、精盐，煮熟即可。

功效 此粥营养丰富，常食可从内部调理身体，可避免出现皮肤因干燥而瘙痒的情况。

第四章 各种常见病的粥膳调理

羊肉山药粥

原料 羊肉50克，冬瓜150克，山药100克，粳米50克。

做法 粳米加水煮粥至八成熟时，再将羊肉（剁碎）、冬瓜（切块）、山药（切丁）放入粥内同煮，待冬瓜、山药煮烂后，加入精盐、味精调味。早晚各1碗，连服7日。

功效 温阳益气。

葱豉粥

原料 粳米50克，葱白3根，豆豉20克，精盐、味精各适量。

做法
①先将粳米加水煮沸，再入豆豉共煮。
②待米将熟时，加入葱白，煮至粥成时，再用少许精盐、味精调味。

功效 解表散寒，祛风止痒。

羊肉冬瓜粥

原料 粳米50克，冬瓜150克，羊肉末50克，山楂100克，精盐、味精各适量。

做法
①先将大米煮粥至八成熟，再放入羊肉末同煮。
②冬瓜、山楂去皮后切成小块放入粥中同煮。熟烂后加入精盐、味精调味。早晚各食1碗。

功效 健脾和胃，利水解毒，祛湿，润肤，止痒。

百合四宝粥

原料 百合、甜杏仁、白木耳、枸杞子各10克，粳米100克，白砂糖适量。

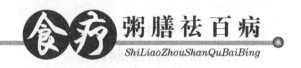

做法

①将甜杏仁用水泡后去外皮；白木耳用清水泡发。

②甜杏仁、白木耳、粳米、百合、枸杞子加水共煮，粥熟将稠时加适量白砂糖即成。早餐温热服食，连续1～2月。

功效 补肺益肾，润肤止痒。

桃仁粥

原料 桃仁10克，粳米50克，红糖适量。

做法

桃仁去皮。将桃仁、粳米洗净入锅，加适量水煮成粥，加入红糖适量调味即成。早餐温热后服食，连续1～2月。

功效 养血活血，润肤通便。适用于皮肤瘙痒症伴大便秘结者。

第八节　妇科常见疾病

月经不调

月经不调是指与月经有关的多种疾病，包括月经的周期、经期、经量、经色、经质的改变或伴随月经周期前后出现的某些症状。月经是女性一种正常的生理现象。因受体内外各种因素影响，每个人的月经表现形式都不尽相同，而且由于病理原因，常常表现为月经异常。具体的食补应遵循补肾、扶脾、疏肝、调气血的原则。

第四章
各种常见病的粥膳调理

当归粥

原料 当归15克，粳米50克，红枣5枚，砂糖适量。

做法

①将当归用温水浸泡片刻，加水200毫升，先煎浓汁100毫升。

②去渣取汁，入粳米、红枣、砂糖适量，再加水300毫升左右，煮至米开花汤稠为度。

功效 补血调经，活血止痛，润肠通便。主治气血不足之月经不调、闭经、痛经。

艾叶粥

原料 干艾叶15克，粳米50克，红糖适量。

做法

①艾叶、粳米分别洗净。

②艾叶煎取浓汁去渣。

③下入粳米、红糖，再加适量水，煮成稠粥。

功效 温经止血，散寒止痛。

芍药粳米粥

原料 芍药花6克，粳米3大匙，白糖少许。

做法

①粳米淘洗干净，与适量水一同放入锅中煮粥。

②待粥锅一二沸后，加入芍药花再煮至粥熟，加入白糖即可。

功效 养血调经，改善因肝气不调、气血虚弱而致胁痛烦燥、经期腹痛等症。

玫瑰双米粥

原料 小米50克，大米100克，玫瑰花瓣少许，枸杞子10克。白糖2大匙。

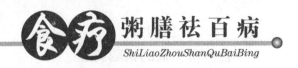

做法

①小米、大米洗净；玫瑰花洗净撕碎；枸杞子用温水泡上。

②沙锅内加入适量清水，用中火烧开，放入小米、大米，改小火煲约30分钟。

③加入碎玫瑰花、枸杞子、白糖，继续煲10分钟，至熟透即可食用。

功效 玫瑰花具有理气活血、疏肝解郁的作用，主治肝胃气痛、食少呕恶、月经不调、跌打损伤等症。

益母草汁粥

原料 鲜益母草汁10克，鲜生地黄汁40克，鲜藕、大米各100克，姜10克，蜂蜜适量。

做法

①鲜藕洗净去皮，切成块，放入榨汁机中榨汁；姜切碎，榨出鲜姜汁；大米淘洗干净。

②锅中放入适量清水，放入大米煮开后，改小火煮约30分钟。

③将益母草汁、鲜生地黄汁、鲜藕汁和鲜姜汁倒入粥中，大火再煮约5分钟至熟，熄火晾至温热后用蜂蜜调味即可。

功效 益母草味辛、甘，气微温，具有活血调经的功效，主治月经不调、痛经、经闭、胎漏难产、胞衣不下、产后血晕等症。

桂圆粥

原料 桂圆25克，粳米100克，白糖少许。

做法

将桂圆同粳米共入锅中，加适量的水，熬煮成粥，调入白糖即成。

功效 补益心脾，养血安神。尤其适用于劳伤心脾，思虑过度，身体瘦弱，健忘失虑，月经不调等症。

第四章 各种常见病的粥膳调理

参枣山药粥

原料 党参、红枣、山药各10克,葡萄干20克,糯米50克。

做法
①将党参、红枣、山药泡水10分钟,用水煎煮,将党参取出。
②将煎煮后的汤汁和葡萄干、糯米一起煮成粥。月经来前5~10天。1天吃1剂,1剂分两餐服用。

功效 补气补血。适用于经期延后、月经量少、腹胀、月经来前乳房胀痛者。

红花香附粥

原料 红花5钱、香附7钱、糯米1米杯。

做法
①将红花、香附加适量水熬成汁。
②将药汁加在糯米中,煮成稀饭。月经来前7天,空腹食用,连吃7天。

功效 顺气,理气。适用于月经不调。

归枸参枣粥

原料 当归5钱,红枣10颗,黄芪7钱,茯苓5钱,糯米1米杯,红糖少许。

做法
①将当归、红枣、黄芪、茯苓加适量的水熬成汁。
②将药汁加在糯米中煮成稀饭,快好时加入少许红糖即可。

功效 补气、补肝血。适用于月经量少。

红花糯米粥

原料 糯米100克,当归10克,丹参15克,红花10克。

做法
①将红花、当归、丹参一同放

入锅中。

②加入适量清水,水煎约20分钟,去渣取汁。

③糯米淘洗干净,加入药汁和适量清水,煮成粥即可。

功效 红花、当归、丹参均有养血、活血、调经等功效,这道粥适用于月经不调而有血虚、血瘀者。

姜艾薏米粥

原料 炮姜(或干姜)、艾叶各10克,薏米100克。

做法

①将炮姜、艾叶洗净,加适量的水,煎成药汤,去渣取汁。

②薏米淘洗干净,放入沸水锅中,小火煮约30分钟,倒入炮姜艾叶汁,继续煮约20分钟即可。

功效 艾叶味辛、苦,性温,主治月经不调、痛经、宫寒不孕、胎动不安、心腹冷痛等症。

牛奶红枣粥

原料 红枣20颗,大米100克,鲜牛奶150克,砂糖适量。

做法

①将大米、红枣分别洗净,泡发1小时。

②起锅入水,将红枣和大米同煮,先用大火煮沸,再改用小火续熬,大概1个小时。

③鲜牛奶加热,煮沸即离火,再将煮沸的牛奶缓缓调入之前煮好的红枣大米粥里,加入砂糖拌匀,待煮沸后适当搅拌,即可熄火。

功效 牛奶红枣粥易于消化,开胃健脾,营养丰富,常食可养血调经。

痛 经

痛经是指妇女在经期及其前后,出现小腹或腰部疼痛,甚至痛及腰骶。每随月经周期而发,严重者可伴恶心呕吐、冷汗淋漓、手足厥冷,

第四章
各种常见病的粥膳调理

甚至昏厥,给工作及生活带来影响。

临床常将其分为原发性和继发性两种,原发性痛经多指生殖器官无明显病变者,故又称功能性痛经,多见于青春期少女、未婚及已婚未育者。此种痛经在正常分娩后疼痛多可缓解或消失。继发性痛经则多因生殖器官有器质性病变所致。本病属妇科临床的常见病,据有关调查表明,痛经的发病率为34%。

痛经患者在月经来潮前3~5天内饮食宜以清淡易消化为主。应食易于消化吸收的食物,不宜吃得过饱,尤其应避免进食生冷食品,因生冷食品能刺激子宫、输卵管收缩。从而诱发或加重痛经。月经已来潮,则更应避免一切生冷及不易消化和刺激性食物,如辣椒、生葱、生蒜、胡椒、烈酒等。此期间患者可适当吃些有酸味的食品,如酸菜、食醋等,酸味食品有缓解疼痛作用。此外,痛经者无论在经前或经后,都应保持大便通畅,因便秘可诱发痛经和增加疼痛感,故应尽可能多吃些蜂蜜、香蕉、芹菜、白薯等。

茯苓车前子粥

原料 茯苓粉、车前子各30克,粳米60克,白糖适量。

做法
①先将车前子用纱布包好,加水300毫升,煎半小时取出。
②药汁中加入粳米和茯苓粉共煮粥,粥成时加白糖适量。

功效 利尿渗湿,清热止痛。适用于湿热下注型痛经。

肉桂粥

原料 肉桂3克,粳米100克,红糖适量。

做法
①将肉桂煎取浓汁去渣。
②粳米加水适量,煮沸后,调入肉桂汁及红糖,同煮为粥。

功效 温中补阳,散寒止痛。适用于虚寒性痛经伴饮食减少、消化不良、大便稀薄等症。

血藤山楂粥

原料 鸡血藤20克,山楂15克,大米适量。

做法

①将鸡血藤、山楂放入沙锅中,加水400毫升,煎20分钟,弃渣取汁。

②粳米淘净后置沙锅中,加入药汁及适量清水煮成粥。在痛经发作前服食。

功效 活血养血,调经止痛。适用于痛经属血瘀者,症见小腹疼痛,经血色暗或有血块等。

当归红枣粥

原料 当归15克,粳米50克,红枣5枚,砂糖适量。

做法

①当归用温水浸泡片刻,加水200毫升。先煎浓汁约100毫升,去渣取汁。

②入粳米、红枣、砂糖,再加水300毫升左右,煮至米开汤稠为度。早晚餐空腹食用。

功效 适用于气血不足、月经不调、闭经、痛经、血虚头痛、眩晕及血虚便秘等症。

椒附猪肚粥

原料 猪肚150克,附子2克,川椒2克,粳米30克。

做法

①将附子、川椒研末。

②猪肚洗净,装入药末、粳米及适量的葱。

③扎口入锅中,加水适量,微火煮至猪肚烂熟。

功效 温经散寒,止痛。

第四章
各种常见病的粥膳调理

佛手益母鸡蛋粥

原料 佛手30克，益母草20克，鸡蛋2只，粳米100克，姜丝、香油、精盐、味精各适量。

做法

①将佛手、益母草洗净，置沙锅中，加水400毫升，煎20分钟，弃渣取汁；鸡蛋打散。

②粳米淘净后置沙锅中加入药汁及适量清水煮粥，粥将成时，下鸡蛋液、姜丝、精盐、味精，出锅淋上香油即可。

功效 疏肝理气，活血调经。适用于月经不调属肝气郁滞者，症见经量少，色黯红或有血块，小腹胀痛。

益母红枣粥

原料 大米100克，益母草嫩叶20克，红枣10克，精盐2克。

做法

①大米洗净泡发；红枣洗净去核，切块；益母草嫩叶洗净，切碎。

②锅置火上，倒入适量清水，放入大米，以大火煮开。

③加入红枣煮至粥成浓稠状时，下入益母草嫩叶稍煮，调入精盐拌匀即可。

功效 此粥具有活血调经、祛瘀止痛、利尿消肿、清热解毒的功效。

羊肉粥

原料 鲜羊肉250克，大米100克，葱、姜、精盐各适量。

做法

①羊肉洗净、切片，与大米、姜、葱、精盐同入锅。

②加水适量，以常法熬粥，至羊肉熟烂为度。

功效 补气养血，止痛。适用于气血亏虚型痛经。

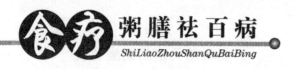

丹桃止痛粥

原料 薤白15克，丹参、桃仁各20克，粳米100克，冰糖适量。

做法

①将薤白、丹参、桃仁煎沸20分钟，去渣留汁。

②药汁中放入粳米，将熟时加少许冰糖，煮成粥后即可食用。

功效 活血，理气，止痛。适用于气滞血瘀之痛经。

当归薏米补血粥

原料 大米80克，薏米50克，当归、黄芪各适量，白糖5克，葱8克。

做法

①大米、薏米均泡发洗净，黄芪洗净，葱洗净切花，当归洗净后加水煎汁待用。

②锅置火上，加入适量清水，放入大米、薏米，以大火煮至开花。

③再倒入煮好的药汁、黄芪煮至粥成浓稠状，调入白糖拌匀，撒上葱花即可。

功效 此粥可补血活血、调经止痛、润肠通便。

白泽止痛粥

原料 黄芪、当归、白芍各15克，泽兰10克，糯米100克，红糖5克。

做法

①先用砂锅将黄芪、当归、白芍、泽兰四味加水煎15分钟。

②取煎汁放入大米煮成粥，米烂粥稠时放红糖煮化即可。

功效 黄芪、当归补气养血，白芍、糯米、红糖敛阴缓痛，泽兰活血去瘀止痛。合用补气血，健脾胃，止疼痛，主治女性痛经。

第四章 各种常见病的粥膳调理

元胡止痛粥

原料 元胡、白芷、益母草、红花各10克，大米100克，白糖适量。

做法

①将诸药择净，放入锅中，加清水适量，浸泡5~10分钟后，水煎取汁。

②加大米煮粥，待粥熟时调入白糖，再煮一二沸服食。

功效 活血化瘀，通络止痛。适用于经前或经期小腹疼痛，拒按，量少而不畅，色黑有血块等。

八珍粥

原料 当归、川芎、白芍、熟地、党参、茯苓、炙甘草、白术各10克，大米100克，白糖适量。

做法

①将诸药择净，放入药罐中，加清水适量，浸泡5~10分钟后，水煎取汁。

②加大米煮粥，待熟时调入白糖，再煮一二即成。

功效 益气养血，温经止痛。适用于患者经期或经后腹痛，头晕眼花，心悸气短等。

盆腔炎

盆腔炎是指女性盆腔内脏器与组织（包括子宫、输卵管、盆腔腹膜及盆腔结缔组织）的某一部分或几部分同时发生的炎性病变。这些炎性病变包括子宫内膜炎、输卵管炎、卵巢炎及附件炎等。盆腔炎多见于已婚妇女，常因经期盆浴或不禁房事，处理分娩、流产、阴道手术时消毒不严，以及阑尾炎的蔓延等原因所造成。盆腔炎的主要症状是恶寒发热，下腹部疼痛及腰骶部酸痛，带下量多，色黄白。妇科检查见子宫体活动受限，有压痛。临床上按盆腔炎的发病过程及表现可分为急性盆腔炎与慢性盆腔炎两种。急性盆腔炎的病因主要有：产后或流产后感染，宫腔内手术操作后感染，经期卫生不良，不洁性行为和邻近器官的炎症直接蔓延。如急性盆腔炎治疗不及时，病程迁延或患者体质差，而病原体毒力不强，则可引起慢性盆腔炎。引起盆腔炎的病原体主要有链球菌、葡萄球菌、大肠杆菌、厌氧菌等。另外，如性传播的病原体淋球菌，以及沙眼衣原体、支原体、疱疹病毒等也可引起盆腔炎。

在祖国医学中，盆腔炎相当于"热疝""疝瘕""带下"等病证范畴。本病如发生在产后、流产后，以发热为主症者，属"产后发热"范畴。如形成盆腔炎症包块者，则属"癥瘕"范畴。临床上将盆腔炎分为湿热瘀毒、气滞血瘀两个症型。湿热瘀毒型，症见患者微恶寒，发热，有汗，下腹及小腹两侧疼痛拒按，带下色黄如脓，舌质红、苔黄，脉滑数。治宜清热利湿，解毒化瘀。气滞血瘀型，症见患者下腹部及小腹两侧疼痛如针刺，甚至有包块，腰骶酸痛，舌紫、苔薄白，脉细弦。治宜活血化瘀，行气止痛。

黑芝麻茯苓粥

原料 黑芝麻6克，茯苓20克，粳米60克。

做法 茯苓切碎，放入锅内煎汤，再放入黑芝麻粳米煮粥即成。每日2次，早晚餐食用，连服15天。

功效 适用于盆腔炎。

槐花苡米粥

原料 槐花10克，苡米30克，冬瓜子20克，大米250克。

做法
①将槐花、苡米、冬瓜子、大米分别洗净。
②将槐花、冬瓜子煎汤去渣，再放入苡米及大米煮粥食用。

功效 适用于盆腔炎。

第四章
各种常见病的粥膳调理

生地粳米粥

原料 生地30克，粳米30~60克。

做法 ①将生地洗净切片，用清水煎煮2次，共取汁100毫升。
②把粳米煮粥，待八成熟时入药汁，共煮至熟。食粥，可连服数日。

功效 适用于盆腔炎。

皂角刺红枣粥

原料 皂角刺30克，红枣20枚，粳米50克。

做法 将皂角刺、红枣加水煎汤，取汁对入粳米粥内，再煮沸即成。

功效 消肿排脓，祛风杀虫。适用于湿热郁毒型盆腔炎。

不孕症

凡是生育年龄的夫妇，同居2年以上不能受孕者称为不孕症。不孕症是妇科常见病，但它并不是一种独立的疾病，而是很多疾病引起的结果。不孕可分为原发性不孕和继发性不孕两种。婚后同居2年以上未避孕而不受孕者，称为原发性不孕；分娩或流产后2年以上不孕者，称为继发性不孕。中医称本病为"全不产""无子""断绪"。不孕症可分为两大类：一类是先天性生理缺陷，此非食疗或药物所能奏效；另一类是病理性不孕，可以分为肾阳虚、肝郁和痰湿三种类型。

地仲孕子粥

原料 熟地黄、杜仲、续断、香附、艾叶、当归、川芎、阿胶、黄芩、白芍各10克，大米100克，白糖适量。

做法 ①将诸药择净，放入锅中，加清水适量，浸泡5~10分钟后，水

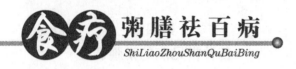

煎取汁。

②药汁中加大米煮粥，待熟时，调入白糖，再煮一二沸即成。

功效 温阳暖宫，补益肝肾。适用于胞宫虚寒所致的不孕症，经期推迟，经量较少。

紫河车鹿角胶粥

原料 鹿角胶15~20克，鲜紫河车1/3具，粳米100克，生姜3片，葱白、精盐适量。

做法 先煮粳米做粥，待沸后放入鹿角胶、紫河车块、生姜、葱白同煮为稀粥，加入精盐调味。

功效 补肾阳，益精血。适用于肾气不足所致的妇女子宫虚冷，不孕。

逍遥粥

原料 柴胡、当归、茯苓、白术、白芍、桂圆各10克，甘草、干姜、薄荷各5克，大米100克。

做法 将诸药择净，放入锅中，加清水适量，浸泡5~10分钟后，水煎取汁，加大米煮为稀粥服食。

功效 疏肝解郁，养血调经。适用于婚后不孕，性情忧郁，经期不定，经来腹痛，行而不畅，量少色暗有块。

双核茴香粥

原料 荔枝核、橘核各15克，小茴香10克，粳米60克。

做法 将前3味水煎去渣，加入粳米煮粥食用。

功效 舒肝解郁，养血调经。适用于肝郁气滞型不孕症。

第四章 各种常见病的粥膳调理

羊肉苁蓉助孕粥

原料 羊肉100克，肉苁蓉15克，粳米100克，精盐适量。

做法

①先取肉苁蓉加水300毫升，煮约20分钟，去渣留汁。

②粳米洗净，羊肉洗净，切碎，同放锅内，加水适量煮粥。

③将至米烂肉熟时，加入少许精盐调味即可。

功效 温养肾精，补气养血。适用于肾阳虚之不孕。

海参粥

原料 海参15克，大米60克，葱、姜、精盐各适量。

做法

①将海参用温水泡发，洗净切成小块。

②另将大米洗净，入锅内，加入海参、葱、姜、精盐及适量水，煮熬成粥，作主食。

功效 滋阴养血，清泻虚火。主治肾阴虚之不孕。

更年期综合征

更年期综合征是指妇女在绝经前后出现的与绝经有关的一些症状，如头晕、耳鸣、烘热、汗出、心悸、失眠、烦躁易怒、潮热，或面目浮肿、食欲不振、便溏、月经紊乱等，又称绝经前后诸症。其发生主要为绝经前后肾气渐衰，冲任二脉虚弱，天癸渐竭，生殖功能降低或消失。其临床辨证主要分为肝肾阴亏、肾阳虚衰两个症型。

合欢花粥

原料 合欢花干品30克或鲜品50克，粳米50克，红糖适量。

做法

将合欢花、粳米、红糖同放锅内加水适量，用文火煮至粥熟即可。

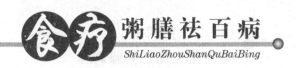

功效 安神解郁，活血悦颜，利水消肿。适用于更年期易怒忧郁、虚烦不安、健忘失眠等症。

百合地黄粥

原料 百合20克，生地黄10克，酸枣仁10克，粳米100克。

做法

①前3味加水煎，去渣取药汁。
②把粳米加入药汁中煮粥。每日2次，温热服食。

功效 滋补肝肾，养心安神。

香附粥

原料 香附10克，粳米100克。

做法

①先将香附、粳米分别洗净，备用。
②将香附加水煮，去渣取汁。
③用药汁与粳米同煮为粥。

功效 舒肝解郁。适用于更年期综合征。

陈皮茯苓粥

原料 陈皮、茯苓各10克，粳米100克。

做法

将陈皮、茯苓先加水煮，去渣取汁，与粳米同煮为粥。

功效 健脾燥湿，化痰祛脂。适用于更年期综合征。

益智仁粥

原料 益智仁5克，糯米50克，精盐少许。

做法

①益智仁碾为细末。
②糯米煮粥，调为益智仁末，加精盐少许，稍煮即可。

功效 适用于更年期综合征。

第四章
各种常见病的粥膳调理

当归桃仁粥

原料 当归12克,桃仁9克,白术12克,粳米50克。

做法 当归、桃仁、白术置沙锅中,加水煮沸后再煎30分钟,去渣入粳米,共煮为粥。

功效 活血化瘀,温经通络。适用于血瘀之不孕。

柴胡当归粥

原料 柴胡、香附、枳壳、白芍各9克,合欢花12克,当归、沉香、路路通、川芎各6克,粳米150克,白糖适量。

做法 将以上9味药放入沙锅中加水煎汁,去渣留汁,粳米淘洗干净,加入适量清水,烧开,用小火煮粥,粥待熟时,下入药汁和白糖,稍煮即成。

功效 适用于妇女更年期脾肾不足,精神不振、失虑多梦、食少便溏、腰酸痛等症。

红豆苡仁红枣粥

原料 红豆、薏苡仁、粳米各30克,红枣10枚。

做法 每日熬粥食之。

功效 适用于更年期有肢体水肿、皮肤松弛、关节酸痛者。

虾米粥

原料 大虾米10个,小米100克,精盐、味精、香油、葱末各适量。

做法
①将虾米切小丁,小米淘净。
②虾米与小米共煮粥,加调料即成。每日1次。

功效 补脾益肾。能有效改善更年期经量较多,腰膝酸软,形寒肢冷,便溏,纳呆腹胀等症。

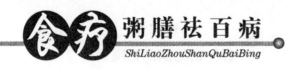

更年慰粥

原料 淫羊藿、女贞子各10克，大米100克，白糖适量。

做法 将诸药择净，放入锅中，加清水适量，水煎取汁，加大米煮粥，待熟时调入白糖，再煮一二沸即成。

功效 适用于更年期综合征。

山茱萸粥

原料 山茱萸20克，粳米100克。白糖适量。

做法 将山茱萸洗净，去核，与粳米同入沙锅煮成粥，粥熟时加入白糖稍煮即成。

功效 滋补肝肾，育阴潜阳。适用于更年期综合征。

红豆红米粥

原料 红豆、红米、红枣各适量。

做法 将上述原料洗净，一同入锅加水煮成粥食用。

功效 红豆有利尿消肿、抗菌解毒、除湿和血之功，用治更年期综合征。

（孕期）妊娠呕吐

妊娠呕吐多发生在受孕后6~12周之间，是妊娠早期征象之一。本症患者轻者出现食欲不振、择食、晨起恶心以及轻度呕吐等症状，一般在3~4周后即自行消失，不需要特殊治疗。但如果妊娠反应严重，呈持续性呕吐，甚至不能进食、进水，并伴有头晕乏力、恶闻食味、上腹饱胀不适或喜食酸咸之物等，即为本症。妊娠呕吐多见于精神过度紧

第四章 各种常见病的粥膳调理

张，神经系统功能紊乱的年轻初孕妇。此外，胃酸过少，胃肠道蠕动减弱等也与妊娠呕吐相关。本病属于中医学的"恶阻"范围。

乌梅橘皮粥

原料 粳米 50 克，乌梅 20 克，橘皮 30 克。

做法
①粳米、乌梅、橘皮分别洗净，滤干水分。
②乌梅、橘皮加水适量，一起煎煮 30 分钟，去渣取汁，然后与粳米一起煮粥即可。

功效 适用于肝胃不和型的妊娠呕吐者。

蔗汁姜丝粥

原料 甘蔗汁 1 杯，姜丝 6 克，大米 60 克。

做法
①将大米淘洗干净，备用。
②锅内加水适量，放入大米、姜丝煮粥，熟后对入甘蔗汁即成。

功效 可收滋养胃阴、和胃止呕之功。适用于妊娠呕吐以及由于胃阴亏虚有热所致的呕吐、干呕等。

藿香小米粥

原料 藿香 15 克，小米适量。

做法
①藿香加适量水煎煮 10 分钟，去渣取汁，备用。
②小米洗净，放入锅内煮粥，粥将熟时，加入藿香汁后食用。

功效 用于治疗妊娠呕吐。

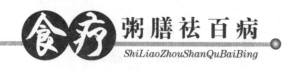

鲜竹菇粥

原料 鲜竹菇、糯米各50克。

做法

先用鲜竹菇煎汁去渣,加入糯米煮成稀粥。

功效 清热降逆,止呕。适用于妊娠恶阻之呕吐清涎。

糯米稀粥

原料 糯米30克。

做法

先将糯米洗净,加水煮至米烂成稀粥。

功效 益气和中。适用于怀孕2个月后发生呕吐,服药不见效者。

竹菇粥

原料 竹菇15克,大米80克,生姜适量。

做法

①将竹菇洗净,放入沙锅中,加水煎汁,去渣,生姜去外皮,洗净切成细丝。

②大米洗净,放入锅内,加适量清水,置于火上,大火煮沸。

③将生姜丝加入粥锅中,粥将熟时,加入竹菇汁,再次煮沸即成。

功效 此粥可行血、化瘀、止呕,特别适合怀孕初期的女性食用。

麦冬生地二米粥

原料 鲜麦冬汁、鲜生地黄汁各50克,生姜10克,薏米15克,大米80克。

做法

将薏米、大米及生姜入锅,加

第四章 各种常见病的粥膳调理

水煮熟，再下麦冬汁、生地黄汁，调匀，煮成稀粥即可。空腹食，每日2次。

功效 此方安胎、降逆、止呕。

砂仁大米粥

原料 砂仁3克，大米100克。

做法

①将大米在清水中淘净，煮粥。

②待粥熟后，调入砂仁细末，再煮1~2沸即可。

③早晚餐温服热食，或少量多餐次服用。

功效 此方调中气、暖脾胃、助消化。适用于脾虚气逆，妊娠呕吐涎沫，脘腹胀满，食欲缺乏。

绿豆糯米粥

原料 绿豆100克，大米120克，糯米50克，白糖适量。

做法

①将绿豆洗净入锅，加适量冷水煮至七成熟时，放入淘洗干净的大米和糯米。

②烧沸后，转小火熬至粥黏稠即可。

③每日早、晚分食。食用时可根据个人口味加白糖调味。

功效 清热消暑，健脾益气。适用于暑热征、疖疗疮肿、腮腺炎、消化性溃疡、溃疡性结肠炎、妊娠呕吐等病证。

鲫鱼白术粥

原料 鲫鱼200克，粳米100克，白术10克。

做法

①白术洗净，煎汁100毫升；粳米淘洗干净。

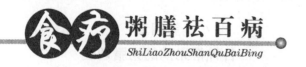

②鲫鱼去鳞、鳃及内脏后切块,与粳米加水同煮为粥。

③将熬好的白术药汁加入粥中,搅拌均匀,调味即可。

功效 鲫鱼具有健脾开胃、利水浮肿的功效,与白术共煮成粥,可益气健脾、和胃降逆。适用于脾胃虚弱、妊娠呕恶、倦怠乏力等症。

妊娠贫血

妊娠贫血是妊娠期常见的一种病证,常表现为面色无华、唇甲色淡、头晕目眩、心悸气短、腰酸腿软。若不及时治疗,可引起胎漏、胎动不安,甚至小产。根据临床表现可分为气虚、血虚、阳虚、阴虚四种类型。故以补益为其治疗总则,并注意治疗与安胎并举。

气虚型:神疲肢倦,懒言,心悸气短,自汗,纳差,便溏,舌质淡、苔白,脉细滑。

血虚型:面色苍白或萎黄,唇甲淡白,倦怠乏力,头晕目眩,心悸,失眠,舌质淡,脉细滑而弱。

阳虚型:倦怠嗜卧,少气懒言,形寒肢冷,心悸自汗,小便清长,大便溏泻,舌质淡、苔白,脉虚弱。

阴虚型:两颧潮红,五心烦热,烦躁不宁,口干咽躁,舌质红、少苔,脉细数。

阿胶炖红枣

原料 阿胶10克,红枣6枚。

做法 将红枣去核和阿胶一起放入碗中,锅内加水适量,将碗放入锅内蒸至阿胶溶化即成。

功效 益气,养血补血。适用于各种类型的贫血。

第四章
各种常见病的粥膳调理

桂圆莲子粥

原料 桂圆、莲子各15~30克，红枣5~10枚，糯米30~60克，白糖适量。

做法 将莲子去皮、芯，红枣去核，再与桂圆、糯米同煮，做粥如常法。食时加糖，可作早餐用。

功效 益心宁神，养心扶中。主治气虚型妊娠贫血。

苹果鸡肉粥

原料 大米80克，鸡胸肉80克，香菇20克，苹果1个，精盐、淀粉各少许。

做法 ①大米淘洗净，用清水浸泡1小时，苹果去皮、核切成块。

②鸡胸肉洗净剁成末，加精盐、淀粉拌匀腌渍，香菇洗净切片。

③将大米放入锅中，加水以文火熬煮至米熟，再加入鸡肉、香菇、苹果继续熬煮10分钟即可。

功效 此粥含有丰富的蛋白质、脂肪、铁、钙、磷、锌以及维生素C。具有辅助治疗贫血的功效。

牛乳粥

原料 粳米100克，鲜牛奶200克。

做法 粳米煮粥，将熟时加入鲜牛奶即可食用。

功效 辅助防治妊娠贫血。

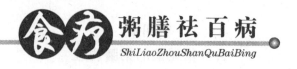

枸杞粥

原料 枸杞子30克，粳米100克。

做法 煮粥。孕妇常食。

功效 辅助治疗妊娠贫血。

红枣粥

原料 红枣10枚，粳米100克。

做法 煮粥常食。

功效 防治妊娠贫血。

鸡汁粥

原料 母鸡1只，粳米100克。

做法 先将母鸡煮汤汁，取汤汁适量与粳米煮粥食。孕妇可常食。

功效 辅助防治贫血症。

地黄粥

原料 熟地黄30克，粳米60克。

做法

①将熟地黄用纱布包，加水500毫升，放入沙锅内浸泡半小时。

②用文火先煮，至药汁呈棕黄色，药香扑鼻时，放入粳米，煮成药粥。

功效 滋阴补肾，益气养血。适用于阴虚之妊娠贫血。

妊娠水肿

妊娠后，肢体面目发生肿胀者称妊娠水肿。如水肿仅发生在踝关节

第四章 各种常见病的粥膳调理

以下，没有其他不适症状，属生理现象，可自行消失，不需治疗；若水肿发生在小腿以上以及腹部，则应引起充分重视。

本病的临床特点是浮肿，先从下肢开始，逐渐蔓延，排尿减少、体重增加，严重者可因"妊娠中毒症"而危及母子生命。

中医称本病为子肿，但根据肿胀部位及程度的不同，一般分为子气、子肿、子满3种。该病一般发生在怀孕6个月后。

此病患者可常食红豆、绿豆、黑豆、玉米须、菊花、南瓜子、黄花鱼、冬瓜、鲤鱼、冬桑叶、麻鸭、天麻、茯苓、羊肉等食物。

红豆鲤鱼粥

原料 红豆200克，鲤鱼1条（约250克）。

做法

①将鲤鱼洗净，煮熟取汁。

②再将红豆煮粥，豆烂熟入鱼汁调匀，即可。宜常服。

功效 可健脾利水、消肿安胎。适用于脾虚之妊娠水肿。

八宝利水粥

原料 红豆、黄豆各40克，山药40克，薏苡仁30克，枸杞子10克，红枣20克，大米、小米各30克。

做法

①先将红豆、黄豆泡软。

②然后与山药、薏苡仁、枸杞子、红枣、大米、小米一起入锅中，加水适量煮成粥服用，亦可加适量白糖。

功效 健脾益肾，养胎利水。适用于妊娠水肿兼有蛋白尿的孕妇，也可用于各种疾病引起的水肿。

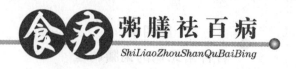

苡仁粳米粥

原料 苡仁30克,红枣15枚,肉桂3克,粳米60克。

做法

将上4味按常法煮粥食用。

功效 健脾益气,利尿消肿。适用于脾虚型妊娠水肿。

双豆粥

原料 黑豆、红豆各300克,粳米50克,白糖适量。

做法

用沙锅煮洗净的黑豆、红豆、粳米,待将煮成烂粥时,放入白糖调匀。

功效 健脾胃,利小便。适用于妊娠水肿,小便不利及慢性肾炎水肿等。

红豆山药粥

原料 红豆50克,鲜山药50克,白糖少许。

做法

先煮红豆,待八成熟时,下鲜山药,熟后加糖少许,即成。

功效 健脾利湿,清热。适用于脾虚湿蕴而已有化热的妊娠水肿、大便溏泄、小便短少者。

川断羊肾粥

原料 川断15克,羊肾2对,羊肉250克,葱1根,五味佐料适量,粳米50克,苡仁20克。

做法

①将川断、羊肾、羊肉、葱、粳米及苡仁分别洗净。

②先将川断、羊肾、羊肉,并入佐料,汤成下米和苡仁熬成粥,晨起作早餐服用。

功效 健脾利水,补肾安胎。适用于肾阳虚的妊娠水肿。

第四章
各种常见病的粥膳调理

茯苓粉粥

原料 茯苓粉30克,粳米30克,红枣7个。

做法 先把粳米加适量水煮沸,后放入红枣,粥成时再加入茯苓粉搅匀,稍煮即可。

功效 健脾利水。

胡椒韭菜青鱼肉粥

原料 净青鱼肉、大米、韭菜白各100克,精盐、胡椒粉、生姜、味精、香油各适量。

做法
①青鱼肉洗净,切成段;韭菜白去杂质,洗净,切成段;生姜去皮,洗净,切成细丝备用。
②把大米淘洗干净,放入锅内,加适量清水,置于火上煮沸,再改用小火熬煮成粥,加入青鱼片、韭菜白、精盐、姜丝、味精、胡椒粉、香油,拌匀,稍煮片刻即可。

功效 补益脾胃,理气化湿。适用于妊娠水肿及脾虚水冷所致的身面水肿,脚萎无力,湿痹等病证。

韭菜粥

原料 韭菜、杜仲各20克,粳米100克,薏米50克,调料适量。

做法
①将杜仲水煎3次,去渣取汁。
②用汁煮粳米和薏米,成粥后放入韭菜,调味食用。

功效 健脾利湿,补肾安胎。主治肾虚型妊娠水肿。

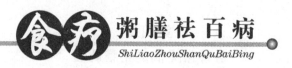

山药核桃粥

原料 山药30克，核桃肉15克，红枣5~7枚，粳米50克。

做法 将山药研末，核桃肉打碎，与红枣、粳米共放锅内，搅匀后用小火煮粥食用。

功效 可以补益肝肾、健脾利水。适用于肾虚之妊娠水肿。

习惯性流产

凡妊娠不到20周，胎儿体重不足500克而中止者，称流产。习惯性流产是指连续发生3次以上者。其临床症状以阴道出血，阵发性腹痛为主。习惯性流产病因复杂，现代西医学尚缺乏理想的治疗方法。

中医认为其发病机制主要是脾肾两虚，气血虚弱，胎失所养；或阴虚血热，宿有症疾，有碍胎元而致。临床可分为脾肾两虚、气血虚弱、阴虚血热等症型，治疗时若补益方法得当，皆能取得明显的临床效果。

鸡汤粥

原料 老母鸡1只，红壳小黄米250克。

做法 将鸡宰杀，去毛及内脏，煮汤，用鸡汤煮粥食之，可连续服用。

功效 治习惯性流产。

续断糯米粥

原料 黑豆30克，续断30克，糯米60克，杜仲12克。

做法 ①将续断、杜仲洗净，用纱布包好，与糯米、黑豆一起放入沙锅内，加水用文火煮成粥。

②待粥熟后取出药袋。

功效 补肾健脾，益精养血。适用于屡孕屡堕或滑胎难以受孕等症。

第四章 各种常见病的粥膳调理

红枣参芪粥

原料 红枣15克，党参、白术各10克，黄芪30克，糯米60克。

做法 将前4味水煎取汁，放入煮熟的糯米粥内，再煮一沸即成。

功效 益气养血，补肾安胎。适用于气血虚弱所致的先兆流产、习惯性流产。

泰山盘石粥

原料 人参、炙甘草、白术、砂仁各6克，黄芪、当归、川续断各15克，黄精10克，川芎、白芍、熟地各9克，糯米100克，白糖适量。

做法
①先将药材洗净。
②加水1000毫升煎煮至300毫升，取汁去渣。加入糯米，小火煮至粥熟，加白糖调味。

功效 气血双补，安胎保产。适用于气血两虚之习惯性流产。

安胎鲤鱼粥

原料 活鲤鱼1条（约500克），苎麻根20～30克，糯米50克，葱、姜、油、精盐各适量。

做法
①鲤鱼去鳞及肠杂，洗净切片煎汤。再取苎麻根加水2000克，煎至100克，去渣留汁，入鲤鱼汤中。
②加糯米和葱、姜、油、精盐各适量，煮成稀粥。每日早晚趁热食，3～5天为1疗程。

功效 安胎，止血消肿。适用于胎动不安、胎漏下血、妊娠浮肿。

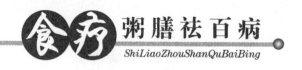

苎麻根糯米粥

原料 苎麻根60克，红枣10枚，糯米100克。

做法

①将苎麻根加水1000毫升，煎至500毫升，然后去渣取汁。

②在煎汁中加入糯米、红枣，煮成粥。粥熟后即可服用。

功效 清热补虚，止血安胎。

菟丝子粥

原料 菟丝子60克，粳米100克，白糖适量。

做法

①将菟丝子洗净，捣碎。

②加水煎煮后去渣取汁。

③将粳米放入该药汁中煮成粥。粥熟时加入白糖即可食用。

功效 补虚损、益脾胃、滋肝肾、安胎之功效。本品不湿不燥，补而不腻，为平补阴阳之良药。无论阴虚或阳虚者均可服用。此方被誉为补虚安胎之上品。

龙眼肉粥

原料 龙眼肉10~15克，粳米30克，红糖适量。

做法

①龙眼肉用温水浸泡片刻，与粳米、红糖同放沙锅内，加水500毫升。

②用小火煮弗10分钟停火，焖5~10分钟即成，晨起空腹和睡前各服食1次。

功效 温补气血的作用。适用于先兆流产气血亏虚证。

黑豆菟丝粥

原料 黑豆30克，菟丝子30克，糯米10克。

做法

①将菟丝子洗净，用纱布包好扎紧。

第四章 各种常见病的粥膳调理

②与黑豆、糯米一起下锅,加水适量,用小火煮成粥。

功效 补肾安胎。适用于脾肾两虚之习惯性流产。

鸡肝肉松粥

原料 大米150克,鸡肝75克,肉松适量,葱末、姜末各5克,精盐、味精各1/3小匙,胡椒粉少许。

做法

①鸡肝去筋膜、洗净,斜刀切成厚片,再用沸水焯透,捞出备用。

②铝锅中加入适量清水,先下入大米旺火烧沸,再转小火煮至粥将成,然后放入鸡肝、肉松、葱末、姜末、精盐、味精搅匀,即可出锅。

功效 补肝益肾,安胎止血。

产后血虚

产后血虚是在生产过程中由于失血过多或者用力过度消耗气血造成气虚、气弱。

核桃虾仁粥

原料 粳米200克,核桃仁、虾仁各30克,精盐适量。

做法

①粳米淘洗干净,用冷水浸泡半小时,捞出滤干水分;核桃仁、虾仁均洗净。

②锅中加入适量冷水,将粳米放入,用大火烧沸,将核桃仁、虾仁放入锅内,再改用小火煮成粥,放入精盐再稍焖片刻,即可食用。

功效 补虚、滋阴。适用于防治孕产妇贫血。

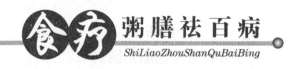

小米粥

原料 小米100克，红糖适量。

做法 以小米煮粥，临熟时加红糖调匀。

功效 调中补虚。适用于产后气血虚弱、胃口不开、口干作渴等。

糯米鲜藕粥

原料 新鲜好藕200克，糯米50～100克，红糖适量。

做法

①藕、糯米分别洗净。

②将藕切成小块，同糯米、红糖一起放入沙锅，加水煮成稀粥。每日3餐温服。

功效 产后血虚及老年体虚之症。

粟米羊肉粥

原料 瘦羊肉100克，小米100克，生姜6克，葱白3根，花椒、精盐各少许。

做法 先将瘦羊肉洗净切细，与小米共煮。待沸后再入生姜、葱白、花椒、精盐煮为粥。

功效 益气养血温中。治产后气血虚弱、精神萎靡、面黄肌瘦、食纳减少诸症。

西红柿肝粥

原料 西红柿100克，猪肝100克，粳米100克，生姜3片；精盐、酱油、生粉、米酒适量。

做法 先将猪肝洗净切片，用精盐、酱油、生粉、米酒搅匀；西红柿洗净，切开；生姜洗净，去皮，切

第四章
各种常见病的粥膳调理

丝；粳米洗净放入锅内，加适量清水，文火煲20分钟，放入西红柿、生姜，煮10分钟，再放入猪肝，煮沸几分钟至猪肝刚熟，调味佐膳。

功效 适用于产后血虚。

小米粥

原料 小米100克，红糖适量。

做法 以小米煮粥，临熟时加红糖调匀。

功效 调中补虚。适用于产后气血虚弱、胃口不开、口干作渴等。

淡菜糯米粥

原料 糯米100克，白萝卜150克，猪肉丝30克，淡菜干20克，韭菜10克，精盐、胡椒粉各少许，绍酒2小匙，猪熟油1大匙。

做法

①将白萝卜洗净、去皮，切成细丝；淡菜干用热水泡软，捞出洗净，再放入碗中，加入绍酒、精盐、白萝卜丝、猪肉丝拌匀，入锅蒸至熟透，取出备用。

②将韭菜择洗干净，切成小段；糯米淘洗干净待用。

③锅再上火，加入适量清水，先下入大米煮至粥将成，再加入熟猪油、韭菜段、蒸好的淡菜略煮片刻，然后撒上胡椒粉拌匀，即可出锅装碗。

功效 补血养虚，有益精血。

桂圆百合粥

原料 薏米100克，百合、桂圆肉各30克，蜂蜜少许。

做法

①将百合放入清水中浸泡12小时；薏米淘洗干净，放入清水中浸泡2小时，捞出沥干备用。

②坐锅点火，加入适量清水，先下入薏米、百合，旺火煮沸后撇去浮沫，再放入桂圆肉，转小火煮至粥将成，然后加入蜂蜜调匀即成。

功效 养血润肤，强身益体。

产后缺乳

产妇产后乳汁甚少或完全无乳，称为产后缺乳，又称乳汁不足。中医认为本病有虚实之分。虚者多为气血虚弱，乳汁化源不足所致（一般表现为乳房柔软，无胀痛）；实者则因肝气郁结，或气滞血凝，乳汁不行所致（一般以乳房胀硬或痛，并伴有身热）。治疗虚者宜补而行之，实者宜疏而通之。

扁豆小米粥

原料 扁豆30克，党参10克，小米100克，冰糖适量。

做法

①党参洗净，切成片；扁豆洗净，与党参片一同放锅中，加入适量冷水煎煮约半小时，取出汁液，再加入冷水煎煮10分钟。取出汁液，两次的汁液放在一起，放入锅中烧沸。

②小米洗净后略微浸泡，放入烧沸的汁液中，用小火慢煮成粥，加入冰糖煮溶，等半小时后，即可食用。

功效 具有通乳的功效，最适宜于乳汁稀薄的产妇。

第四章
各种常见病的粥膳调理

虾仁珧柱粥

原料 大米100克,虾仁、珧柱各20克,香菜10克,精盐3克,葱花、酱油、鸡精各适量。

做法

①大米淘洗净,用清水浸泡;虾仁洗净,用精盐、酱油稍腌;珧柱泡发后撕成细丝;香菜洗净切段。

②锅置火上,放入大米,加适量清水煮至五成熟。

③再放入虾仁、珧柱煮至米粒开花,加精盐、鸡精调匀,撒上葱花、香菜即可。

功效 养血通乳,滋阴壮阳。

猪蹄通草粥

原料 猪蹄1~2个,通草3~5克,漏芦10~15克,粳米100克,葱白2茎。

做法

先把猪蹄煎取浓汤,再煎通草、漏芦取汁,然后用猪蹄汤和药汁同粳米煮粥,待粥将熟时,放入葱白稍煮即可。每日2次,温热食。

功效 通乳汁,利血脉。适用于产后无乳,乳汁不通。

茴香粥

原料 小茴香10~15克,粳米50~100克。

做法

①将小茴香放入清水沙锅内煎煮,取汁去渣;粳米淘洗干净。

②锅置火上,放入粳米、药汁熬煮成粥。每日2次,3~5日为一疗程。

功效 行气止疼、健脾开胃、通乳的功效。适用于治疗胃寒呕吐、食欲减退、脘胀气有及乳汁缺乏等症。

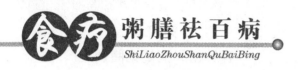

山甲通乳粥

原料 穿山甲10克,路路通15克,粳米50克。红糖适量。

做法 先将穿山甲、路路通水煎取汁,加入粳米、红糖煮成粥。

功效 通经,活血,下乳。适用于产后乳汁不通,少乳。

枸杞猪肾粥

原料 粳米100克,猪肾半副,枸杞子10克,精盐适量。

做法
①粳米洗净,用冷水泡半小时,捞出沥干。
②枸杞子用温水泡至回软,洗净捞出滤水。
③猪肾洗净,切半,剁碎。
④锅中加入适量冷水,将粳米、猪肾粒放入,用大火烧沸,搅拌几下,然后放入枸杞子,改用小火熬煮成粥,调入精盐再稍焖片刻,即可食用。

功效 通乳,用于治疗产妇乳汁稀薄、量少或没有乳汁。

红豆红枣红糖粥

原料 红豆60克,红枣12枚,红糖35克,大米100克。

做法
①将红豆洗净,用清水泡软,红枣、大米淘洗干净,备用。
②锅内加水适量,放入红豆、红枣、大米煮粥,熟后调入红糖即成。

功效 养血催乳。适用于产后缺乳。

鲫鱼糯米粥

原料 糯米100克,鲫鱼250克,葱花、姜末、胡椒粉各适量,精盐、绍酒各1/2小匙。

第四章 各种常见病的粥膳调理

做法

①将鲜鲫鱼宰杀后,去内脏、去鳞,去头、尾及骨刺,取鱼肉洗净,切成4厘米长、1厘米厚的薄片备用。

②将切好的鱼肉片放入盆中,加入绍酒、生姜末腌至入味待用。

③将糯米洗净,放入锅中,加清水煮沸,再改用小火煮约50分钟,然后将浸好的鱼片下入锅中搅匀,待再次烧沸后,熄火装入碗中。

④食用时,撒上葱花、精盐、胡椒粉,搅匀即成。

功效 补虚温胃,通乳催奶。

产后便秘

产后便秘是产妇的常见疾病之一。多由分娩过劳,体力消耗过大;或失血过多,气血过耗;或饮食过精和少渣,甚至是无渣食物;或产后腹壁肌肉松弛,肠蠕动减慢等,致使大多数产妇在产后出现不同程度的便秘。对于便秘的产妇,应注意腹肌的锻炼,多吃水果和含有纤维素的蔬菜,食疗最佳,既能解除产妇解便之难,又能补体之虚。

蜂蜜地黄粥

原料 蜂蜜30毫升,生地黄15克,粳米60克。

做法

①生地黄放入锅内,加水适量,煎煮30分钟后去渣留汁。

②再入粳米。煮至米烂粥将熟时,加入蜂蜜稍煮即可食用。

功效 养阴清热,润肠通便。适用于产后阴虚火旺之便秘。

黄芪苏麻粥

原料 黄芪10克,紫苏子20克,火麻仁30克,粳米200克。

做法

①将黄芪、苏子、火麻仁洗

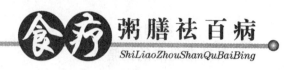

净，烘干，研为细末。

②与粳米共放锅中，加水适量，用小火煮粥服食。

功效 补气益肺，润肠通便。适用于产后气虚之便秘。

芝麻苏子粥

原料 芝麻、苏子各10克，粳米50克。

做法

①芝麻、苏子捣碎，粳米淘净。

②三物同入锅中，加水适量，小火煮至粥熟。

功效 补血润燥，润肠通便。适用于产后血虚之肠燥便秘。

养血润肠粥

原料 胡麻仁、红枣、龙眼肉、桑仁各15克，大米100克，白糖少许。

做法

①将胡麻仁炒香。诸药择净，与大米同放入锅中。

②加清水适量煮粥，待熟时调入胡麻仁、白糖，再煮一二沸即成。

功效 养血润燥。适用于产后大便数日不解、时或心悸等。

大麻仁粥

原料 大麻仁10克，粳米200克，白糖30克。

做法

①将大麻仁洗净，用干净纱布包裹备用。将粳米淘洗干净后，放入锅中，加入大麻仁及清水同煮。

②待米烂汁黏后即可取出大麻仁，将粥放置一会儿，待稍凉后服用。

功效 润肠通便，对于产后便秘效果较好。

第四章
各种常见病的粥膳调理

柏子仁粥

原料 柏子仁15克,粳米60克,蜂蜜30克。

做法

①将柏子仁洗干净,沥干,捣烂。

②将粳米淘洗干净后,放入锅中,加入柏子及清水同煮。待米烂汁黏后放入蜂蜜,再煮片刻即可食用。

功效 润肠增津,通便。适用于产后肠中津枯所致的便秘。

紫苏麻仁粥

原料 紫苏子、麻仁20克,粳米200克,白糖30克。

做法

①将紫苏子、麻仁捣烂后加水浸搅。

②取汁放入锅内,加淘洗干净的米熬粥,最后依个人口味加适量白糖食用。

功效 下气导滞,润肠通便,益气健胃。适用于产后便秘,由于食疗方中加有下气之紫苏子。对兼有腹中气胀者更为适宜。

五谷杂粮粥

原料 糙米、燕麦、黑糯米共60克,红豆和黑豆各20克,莲子20克。

做法

①先将糙米、燕麦、黑糯米、红豆、黑豆、莲子清洗干净,然后浸泡20分钟左右。

②锅中加适量清水,先煮红豆及黑豆煮大约10分钟左右,然后放入糙米、燕麦和莲子同煮;粥的浓稠及熟烂度可依自己喜好调整。

功效 促进肠道蠕动,帮助解秘。

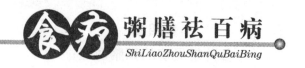

产后恶露不净

胎儿娩出后,胞宫内仍遗留少许余血浊液,叫恶露。正常恶露,一般在产后3周左右干净,超过此段时间仍淋漓不止者,称恶露不净,又称恶露不尽,恶露不止。

参芪白术粥

原料 党参20克,黄芪15克,白术12克,粳米60克。

做法

①先煎党参、黄芪、白术,去渣取汁。

②纳入粳米,小火煮至粥熟。

功效 补气健脾,升阳固摄。适用于气虚之产后恶露不净。

坤草粥

原料 鲜坤草60克,粳米100克,红糖适量。

做法

坤草水煎取汁,加入粳米、红糖煮粥。

功效 祛瘀止血。适用于妇女产后恶露淋漓,涩滞不爽,量少,色紫暗有块,小腹疼痛拒按。

益母当归粥

原料 益母草30克,当归6克,粳米200克。

做法

①先煎益母草、当归,取汁两次,混合。

②加入粳米,小火煮至粥熟。

功效 活血祛瘀,益气补血。适用于血瘀之产后恶露不净。

第四章 各种常见病的粥膳调理

川芎黄芪粥

原料 川芎6克,黄芪15克,糯米50~100克。

做法
①川芎、黄芪先煎取汁。
②再下糯米煮粥,熟后即可服食。

功效 补气升阳,活血行气。

小米鸡蛋红糖粥

原料 新鲜小米100克,鸡蛋3个,红糖适量。

做法
①先将小米清洗干净,然后在锅里加足清水,烧开后加入小米。
②待煮沸后改成小火熬煮,直至煮成烂粥。
③再在烂粥里打散鸡蛋、搅匀,稍煮片刻放入红糖后即可食用。

功效 补脾胃,益气血,活血脉。适用于产后虚弱、口干口渴、恶露不尽等症食用。

第九节 儿科常见疾病

小儿百日咳

百日咳是由百日咳杆菌引起的急性呼吸道传染病。

百日咳杆菌随飞沫进入呼吸道后,在喉部、气管、支气管黏膜繁殖并释放出毒素,引起黏膜炎症,黏膜纤毛运动受阻。于是大量黏液和脓性分泌物积聚在支气管内,加之毒素刺激呼吸道黏膜感受器,因而引起痉挛性咳嗽。

本病四季都可发生,但冬春季尤多,以5岁以下小儿多见,年龄愈小,病情大多愈重。病后可获持久免疫力。典型百日咳可分三期:初咳

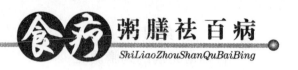

期7~10天，类似外感；痉咳期约4周；恢复期2~3周。

本病主要通过飞沫传播，并发症多而严重。主要有肺炎、肺气肿、支气管扩张、纵膈气肿、皮下气肿、鼻出血、结膜下出血、百日咳脑病、脱肛等。严重时可危及生命。

橄榄粥

原料 橄榄肉10克，白萝卜1个，粳米100克，白糖适量。

做法

①先将橄榄肉、白萝卜分别切成米粒大小，后把粳米洗净，然后将粳米放进开水锅内煮沸。

②再加入橄榄、萝卜和白糖，改用小火慢熬成稀粥。

功效 生津止渴，清肺利咽。适用于小儿百日咳。

八宝糯米粥

原料 芡实、薏苡仁、白扁豆、莲肉、山药、红枣、桂圆、百合各6克，糯米150克。白糖适量。

做法

①以上药材入沙锅中，加水适量，煮40分钟。

②入糯米，煮烂成粥后调入白糖，即可食用。

功效 健脾养胃，滋润阴补肾。适用于百日咳恢复期。

罗汉果粥

原料 罗汉果1个，精猪肉50克，粳米100克。精盐、味精、香油各适量。

做法

①罗汉果切成小薄片备用。粳米洗净放入开水锅内。

②用大火烧沸，加入肉末、罗汉果、精盐煮熬成粥，吃时可用味精、香油调味。

功效 清肺润肠。适用于百日咳。

第四章
各种常见病的粥膳调理

银耳粥

原料 银耳30克,粳米50克,冰糖20克。

做法 将上3味同煮成粥。

功效 补脾滋肺。适用于脾肺气阴两虚之症及百日咳恢复期。

小儿支气管哮喘

小儿支气管哮喘又称哮喘,系一种反复发作的变态反应性疾病。是由于毛细支气管的平滑肌痉挛,支气管内黏膜水肿和过多黏性分泌物所致。典型病例多见于4~5岁以上小儿,婴幼儿时期亦可开始发病。冬春之季或气温突变时为多见。

小青龙粥

原料 麻黄、桂枝、法夏、细辛、白芍、五味子各6克,生姜3片,甘草3克,大米30克,白糖少许。

做法
①将诸药择净,放入药罐中,加清水适量,浸泡5~10分钟后,水煎取汁。
②入大米煮粥,待熟时调入白糖,再煮一二沸即成。

功效 温肺化痰,止咳平喘。

丝瓜凤衣粥

原料 丝瓜10片,鸡蛋膜2张,粳米100克。精盐、味精、香油各适量。

做法
①将鸡蛋膜(蛋壳内的一层

249

薄膜）放入锅中，加适量水煎约半小时取汁。

②粳米淘洗干净，放入锅中，加入已煎取的汁液及适量清水，煮粥。

③粥好后回升主丝瓜片再煮熟，最后加入精盐、味精、香油调味即可。

功效 止咳平喘，调和脾胃。适用于热性哮喘病人。

鲜姜粳米粥

原料 鲜生姜10克，粳米50克，白糖、精盐、葱、味精各适量。

做法

①鲜生姜切成米粒大小；粳米加适量水煮成粥，然后加入生姜粒，再煮片刻。

②加开水200毫升煮成稀薄粥，依个人口味加入适量白糖、精盐、葱、味精。即可食用。

功效 补脾胃、消痰涎，用于久病体弱的哮喘。

阿胶白皮粥

原料 阿胶15克，杏仁10克，桑白皮10克，粳米30克。

做法

①将杏仁、桑白皮放入沙锅内，加适量水，煎20分钟，弃渣取汁。

②粳米淘净，置沙锅中，加入药汁及适量清水煮成粥，阿胶烊化汁，对入粥内搅匀即可。

功效 清热润肺，止咳平喘。适用于哮喘属肺火炽盛者。

党参半夏粥

原料 党参、白术、茯苓各15克，甘草6克，陈皮、法半夏各5克，粳米100克。

第四章
各种常见病的粥膳调理

做法
①将诸药放入沙锅内，加水煎20分钟，弃渣取汁。
②粳米洗净，放入沙锅中，加入药汁及适量清水煮成粥。

功效 补中益气，燥湿化痰。适用于哮喘属脾气不足者。

苏子平喘粥

原料 苏子、前胡、当归、厚朴、生姜、半夏、陈皮各10克，肉桂、甘草各5克，大米100克，红糖及猪肺汤适量。

做法
①将上药水煎取汁备用；先将大米煮粥，待熟时调入药汁、红糖及猪汤。
②再煮一二沸即成。每日1剂，分二次食完。

功效 温肺散寒，降气平喘。适用于支气管哮喘。

玉屏风粥

原料 黄芪15克，白术10克，防风5克，杏仁10克，粳米100克。

做法
①将诸药放入沙锅内，加水煎20分钟，弃渣取汁。
②粳米淘净，放入沙锅中，加入药汁及适量清水煮粥。

功效 补气固表，止咳平喘。适用于哮喘属肺气不足者。

何子五味粥

原料 何子6克，五味子10克，大米100克，冰糖适量。

做法
①先将诸药择净，水煎取汁，加大米煮粥。
②待熟时调入冰糖，再煮一二沸即成。每日1剂。

功效 补益肺肾，纳气平喘。适用于支气管哮喘缓解期患者。

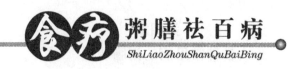

沙参玉竹粥

原料 沙参、玉竹各10克，大米100克，冰糖适量。

做法
①先将诸药择净，水煎取汁，加大米煮粥，待熟时调入冰糖。
②再煮一二沸即成。每日1剂。

功效 润肺养阴，止咳平喘。适用于支气管哮喘缓解期干咳痰少。

猪脊肉粥

原料 猪脊肉50克，大米30克，葱花、姜末、川椒、精盐、味精各适量。

做法
①将猪脊肉洗净，切细，用香油烹炒一下，而后与大米同放锅中，加清水适量，煮为稀粥。
②待熟时调入葱花、姜末、川椒、精盐、味精，再煮一二沸即成。

功效 健脾化痰。适用于哮喘缓解期，纳差食少，形体消瘦等。

小儿疳积

小儿疳积是一种消化功能紊乱和营养障碍的慢性疾病。在现代医学中包括消化不良、营养不良、肠寄生虫病等，中医则称为"积滞"与"疳症"。多由断乳后饮食不调，脾胃损伤或虫积所致。其症状为面黄肌瘦，肚腹膨大，时发潮热，心烦口渴，精神委靡，毛发干枯，尿如米泔，食欲减退或嗜异食。对此病的治疗，早期偏实，以消食导滞，调理脾胃为主；后期偏虚，以补脾健胃，益气养血为主。

青蛙粥

原料 青蛙1只，糯米30克。

做法
①青蛙去头、皮和内脏，洗净。
②将糯米洗净后，与青蛙一起

第四章 各种常见病的粥膳调理

放入锅中,加水适量,用文火煮成粥即可。

功效 气血双补。适用于面部呈老人貌、皮肤干皱、精神委靡、啼哭无力等症。

山楂粥

原料 山楂60克,大米50克,蜂蜜30克。

做法

①将山楂洗净,去核,切片,大米淘洗干净,备用。

②往锅内加水适量,放入大米煮粥,六成熟时加入山楂片,再煮至粥熟,调入蜂蜜即成。

功效 山楂有消积破瘀、散结消胀、解毒化痰、止泻痢等功效。适用于小儿食积、疳积。

羊肉粥

原料 羊肉、山药各250克,粳米150克。

做法

①先将羊肉、山药、粳米分别淘洗干净。

②将羊肉煮烂,山药研碎,肉汤内下米煮粥食。

功效 健脾胃,养气血。适用于小儿营养不良或疳积。

红糖大麦粥

原料 大麦米50克,红糖25克。

做法

①将大麦米洗净放入高压锅内煮成软粥。

②加入红糖即可食用。连服数日可见效。

功效 适用于面黄肌瘦、乏力少食、脾胃虚弱的儿童,可治小儿疳症。

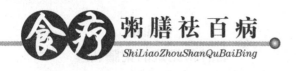

红薯粥

原料 新鲜红薯250克（以红紫皮黄瓤者为最好），粳米100～150克，白糖适量。

做法

①将红薯洗净，连皮切成小块，加水入锅与粳米同煮稀粥。

②待粥将成时，加入白糖再煮沸2～3开即可。

功效 补虚益气，健脾强肾，和血暖胃。

白萝卜粥

原料 白萝卜1个，大米50克，红糖适量。

做法

①白萝卜、大米分别洗净。萝卜切片，先煮30分钟，加米同煮（不吃萝卜者可捞出萝卜后再加米）。

②煮至米烂汤稠，加红糖适量，煮沸即可。

功效 开胸顺气，健胃。适用于小儿消化不良，腹胀。

消食健脾粥

原料 莲子、芡实、炒麦芽、扁豆各15克，焦山楂10克，神曲6克（用纱布包），白砂糖适量，粳米15克。

做法

①将除粳米以外原料共放锅内，加入适量的水煮30分钟，去渣。

②再加入粳米熬粥。粥成后，加入少许白砂糖调味，让宝宝趁温热喝。

功效 有健脾养胃、消食化积之功效。主要用于宝宝面黄肌瘦、神烦气急、手足心热、纳呆腹胀等症。

大麦粥

原料 大麦米50克，红糖适量。

做法

将大麦米浸泡打碎，煮粥加红

第四章
各种常见病的粥膳调理

糖适量。每日2次服食。

功效 益气调中，消积进食。

适用于小儿疳积、脾胃虚弱、面黄肌瘦、少气乏力等。

粳米胡萝卜粥

原料 胡萝卜约250克，粳米50克。

做法 将胡萝卜洗净切片，与大米同煮为粥。空腹食用。

功效 宽中下气，消积导滞。适用于小儿积滞、消化不良。

鹌鹑褒粥

原料 鹌鹑1只，大米适量。

做法
①鹌鹑，去毛和内脏，切成小块。
②加大米适量褒粥，调味服食。

功效 益气血，消宿积。适用于小儿疳积、肚腹胀实、食欲不振等疾患。

淮山莲肉粥

原料 鲜淮山50克（去皮切片），莲肉15克，粳米50克，白糖适量。

做法
①先将莲肉用清水浸泡半天，再与洗净的粳米同置沙锅内，加水适量煮粥。
②待半熟时加入淮山片煮至熟烂，加白糖少许调味，分早晚两次服食。

功效 健脾益胃，适于疳积患儿服用。

小米山药粥

原料 干山药30克，鸡内金10克，山楂10克，小米150克，糖适量。

做法
①先将山药、鸡内金分别研碎为极细面。再将山楂洗净去核，小

255

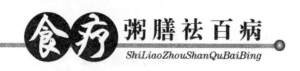

米淘净后放水煮粥。

②待粥快熟时，将山楂、鸡内金粉放入锅中搅匀，再煮片刻即成。吃的时候可适量加糖。

功效 健脾养胃，消食化积。适用于面黄肌瘦、急躁腹胀、手脚心热的脾虚挟积型疳积证。

荔枝莲子山药粥

原料 干荔枝50克，山药50克，莲子20克，粳米50克。

做法 将干荔枝去皮、去核，山药洗净去皮切成小块，加莲子和适量清水共煮熟，再放入洗净的粳米煮成粥，早、晚服食。

功效 益肝补脾，止泻。

鸭糜麦片粥

原料 鸭瘦肉100克粉碎成糜状、麦片30克、干菱粉30克、鸭汤500克，三枚蛋清，油、精盐、味精、清水各适量。

做法

①将鸭肉糜加菱粉、精盐、味精、三枚蛋清和清水适量拌和成白色鸭茸。

②鸭汤烧滚后加入麦片调成糊状，然后徐徐倒入鸭茸，用勺子轻轻调稠。

③再滚开时加入油拌匀，使油渗入鸭茸和麦片内为佳，起锅盛碗中。

功效 清热养阴，消积和胃。

银耳枸杞粥

原料 银耳、枸杞子各10克，粳米60克。

做法 银耳泡发后与枸杞子一起加入淘净的粳米，加水熬成粥，可加少许冰糖或佐菜肴食用。

功效 健脾消积，滋阴润燥、清肝滋肾作用。

第四章
各种常见病的粥膳调理

小儿腹泻

小儿大便次数增多与大便发生偏于稀薄的性质改变，均称为小儿腹泻。

小儿由于消化系统尚未发育成熟，消化酶的活性较低，机体防御功能差，营养需要量相对较高，故胃肠道经常处于紧张状态，易发生腹泻。本病多由于饮食不当和肠道内或肠道感染引起，肠道内感染以致病性大肠杆菌及轮状病毒为多见。

本病患者主要表现为腹泻，大便可呈水样、蛋花汤样，或黏液脓血便，有时有呕吐及发热现象，严重者可引起脱水、电解质紊乱及酸中毒。病儿容易烦躁不安，甚至昏迷。

山药莲肉粥

原料 山药、莲肉、粳米、红糖各100克，麦芽20克，茯苓50克。

做法
①将山药、莲米、麦芽、茯苓和粳米共磨成粉。
②入锅，加水适量，煮成糊状，调入红糖。

功效 补脾益胃，涩肠止泻。

苡仁曲芽粥

原料 薏苡仁30克，六神曲、炒二芽各5克，白糖适量。

做法
①将诸药择净，放入锅中，加清水适量，水煎取汁，加薏苡仁煮粥。
②熟时调入白糖，再煮一二沸即成。

功效 消食化积，和中止泻。适用于小儿腹痛腹胀，泻前哭闹，泻后腹痛减轻。

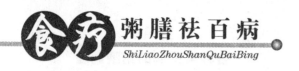

大蒜粥

原料 紫皮大蒜7瓣，粳米50克。

做法 煮为粥。

功效 疏风散寒，化湿。适于症见便稀多泡沫、色淡、臭味较轻，腹痛肠鸣，或伴有发热、鼻塞、流涕、轻咳、厌食。

芦根红米粥

原料 鲜芦根50克，煎汤取汁，红米50克。

做法 鲜芦根煎汤去渣留汁，加入红米一同煮粥。粥熟即可。

功效 清热利湿，适于症见腹痛即泻、色绿或黄，味臭、口渴、微热、小便短赤者。

滑石粥

原料 滑石15克，粳米50克。

做法 将滑石用布包好，与粳米同煮为稀粥，再去布包。

功效 清热利湿，适于症见腹痛即泻、色绿或黄，味臭、口渴、微热、小便短赤者。

参苓粥

原料 人参5克，白茯苓8克，生姜1片，粳米50克，鸡子白1枚，精盐少许。

做法 ①将人参、白茯苓、生姜、粳米、鸡子白分别洗净。

②煎汤取汁，入粳米，煮作粥，临熟时下鸡子白1枚，精盐少许，搅匀，再煮数沸。

功效 健脾止泻。适用于小儿脾虚型腹泻。

第四章
各种常见病的粥膳调理

珠玉二宝粥

原料 生薏苡仁30克,淮山药粉30克,柿霜饼1枚。

做法
①先将生薏苡仁煮至烂熟。
②再将生淮山药粉及柿霜饼加入,同煮为糊粥。

功效 健脾止泻。适用于久泻不止,或时泻时止,大便稀薄,或呈水样,有不消化之食物残渣、气腥臭,食欲不振、精神疲困、面黄肌瘦者。

附子粥

原料 附子3克,干姜5克,粳米50克。

做法
①将附子、干姜、粳米分别洗净。
②附子炮去皮脐;干姜炮制后共研为细末,和粳米煮作稀粥。

功效 温补脾肾。适用于脾肾阳虚型小儿腹泻。

桂心粥

原料 桂心3克,茯苓8克,桑白皮5克。

做法 以上3药煎汤取汁,入粳米50克煮粥。

功效 温补脾肾。适于症见久泻不止、大便水样或完谷不化,面色㿠白、精神萎靡、四肢厥冷者。

荔枝粥

原料 荔枝干(去核)、莲肉各5~7枚,山药15克,粳米50克。

做法 加水适量熬煮成粥,入少许白糖调味服食。

功效 五更泻的小儿。

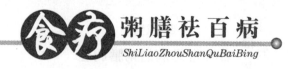

糯米固肠粥

原料 炒糯米30克，淮山药15克，胡椒末、糖、精盐适量。

做法 将上2味共煮粥，熟后加胡椒末少许。服食时，加糖或精盐食。

功效 固肠止泻。适用于虚寒泻，症见腹中隐痛，喜热，口不渴，泻下水样便者。

小儿厌食

小儿厌食症是指小儿较长时间内食欲不振，食量减少，甚至拒食的一种病证。多见于5岁以下小儿，以1~3岁为多。引起原因很多，常见原因有喂养不当、生活环境改变、精神紧张、药物影响、疾病影响等引起胃肠消化功能紊乱，食欲低下而导致厌食。

小儿消食粥

原料 山楂片10克，高粱米50克，奶粉、白糖适量。

做法
①山楂片和高粱米一齐置于铁锅中，以文火炒焦，取出压碾成粗粉。
②把山楂粉和米粉置于沙锅内，加水煮粥。
③待粥熟时放入奶粉、白糖，搅匀。

功效 健脾消食。适用于小儿厌食、小儿消化不良。

鲜豆浆粥

原料 鲜豆浆500毫升，籼米50克，冰糖适量。

做法
①将籼米淘净，冰糖打碎，同

第四章
各种常见病的粥膳调理

豆浆一起入锅。

②加适量清水，先用武火烧沸，后改文火煮熬至粥熟即成。

功效 调和脾胃。适用于小儿食欲不振。

梨粥

原料 鲜梨1个，粳米50克。

做法

①将梨洗净去核连皮切成块，加适量清水用文火煎煮30分钟，沥出梨汁。

②将洗净的粳米放入梨汁内煮成粥，每日早、晚各服1次。

功效 清热，养胃生津。适用于小儿胃津不足的厌食症。

薯蓣拨粥

原料 生薯蓣（山药）100~150，面粉100~150克，葱、姜末适量，红糖少许。

做法

①将生山药洗净，刮去外皮捣烂，同面粉一起调入冷水中煮成粥糊。

②将熟时加入葱、姜末和红糖，稍煮1~2沸即成。可常年服用。

功效 养心气，健脾胃。适用于心气不足，自汗盗汗，脾胃虚弱，食欲不振，消化不良的儿童。

鸡内金粥

原料 鸡内金6个，干橘皮3克，砂仁2克，粳米50克，白糖适量。

做法

①鸡内金、橘皮、砂仁研末备用。

②粳米加水适量煮粥，粥将成时入药粉，加白糖适量调味。

功效 消食化滞，理气和胃。

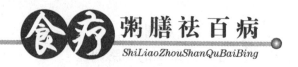

生芦根竹茹粥

原料 鲜芦根50克,竹茹8克,粳米30克,生姜2片。

做法

①将芦根与竹茹加适量清水同煮,去渣取汁,加入粳米煮粥。

②粥将成时加生姜,稍煮片刻即可。早晚分次食用。

功效 清解肺热。适用于热性哮喘。

羊肉鲫鱼苡仁粥

原料 鲫鱼100克,薏苡仁15克,羊肉50~100克。

做法 将鲫鱼去鳞和内脏,羊肉切片,与薏苡仁同煮汤后调味服食。

功效 健脾利湿。适用于脾胃湿困引起的小儿厌食。

小儿便秘

小儿便秘是指小儿大便干燥,坚硬,量少或排便困难而言,多由于摄入食物及水量不足,喂养不当,或突然改变饮食习惯等因素所致。

中医认为,燥热内结,肠胃积热,或热病伤阴,肠道津枯,或乳食积滞,结积中焦,或气血不足,肠道失于濡润等,均可引起大便秘结。当以通腑泻热、润肠通便为治。临床观察发现,采用药粥疗法有明显疗效,且药源方便,作用平稳,副作用少,疗效确实,便于应用,可选用下列药粥治疗方。

小米山药粥

原料 淮山药40克(鲜品约100克),小米50克。白糖适量。

做法

①山药洗净捣碎或切片,与小米同煮为粥。

②熟后加白糖适量调匀。

功效 健脾止泻,消食导滞。适用于小儿脾胃虚弱,乳食积滞。

第四章 各种常见病的粥膳调理

黄芪苏麻粥

原料 黄芪10克，苏子50克，火麻仁50克，粳米250克。

做法
①将黄芪、苏子、火麻仁洗净，烘干，打成细末，倒入200毫升温水，用力搅匀，待粗粒下沉时，取药汁备用。
②洗净粳米，以药汁煮粥。

功效 气虚型便秘。

杏仁芝麻粥

原料 杏仁10克，黑芝麻20克，大米50克，冰糖适量。

做法
①将杏仁、黑芝麻、大米分别洗净，备用。
②前三味加水煮成粥，入冰糖溶化后服食。

功效 益气润下。

首乌红枣粥

原料 首乌20克，大米30克，红枣5枚，冰糖适量。

做法
①将首乌加水适量煎煮，取汁去渣。
②入大米及红枣，煮成粥，入冰糖溶化后食。

功效 养血润肠。

柏仁芝麻粥

原料 柏子仁10克，芝麻15克，大米50克。

做法
①将芝麻炒香研末备用，先将柏仁水煎取汁，加大米煮为稀粥。
②待熟时调入芝麻，再煮一二沸即可，每日1剂，连续3~5天。

功效 养阴，润肠通便。适用于肠燥便秘。

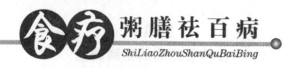

香蕉粥

原料 香蕉2个,大米50克,白糖适量。

做法

①将香蕉去皮,捣泥备用。取大米淘净,放入锅中,加清水适量煮粥。

②待熟时调入香蕉、白糖,再煮一二沸即成,每日1剂,连续3～5天。

功效 清热润肠,润肺止咳。适用于大便燥结、肺虚、肺燥咳嗽等。

首乌百合粥

原料 首乌、百合各15克,枸杞子10克,红枣5枚,大米50克,白糖适量,红花3克。

做法

①将首乌水煎取汁,同大米、百合、枸杞子、红枣等同煮为粥。

②待熟时调入白糖、红花,再煮一二沸即成,每日1剂,7天为1疗程,连续2～3个疗程。

功效 益气养阴。适用于心悸、口干少津、津亏肠燥便秘等。

当归杏仁

原料 糊芝麻、大米各90克,甜杏仁60克,当归10克,白糖适量。

做法

①将前三味浸水后磨成糊状备用,当归水煎取汁。

②调入药糊、白糖,煮熟服食,每日1剂,连续5天。

功效 养血润燥。适用于血虚便秘。

银菊粥

原料 金银花10克,杭菊花10克,大米50克,白糖适量。

第四章 各种常见病的粥膳调理

做法

①将金银花、杭菊花择净,水煎取汁,纳入淘净的大米煮粥。

②待熟时调入白糖,再煮一二沸即成,每日1剂,连续5天。

功效 养血润燥。适用于热结便秘。

牛乳蜂蜜粥

原料 牛乳100克,蜂蜜5克,粳米50克。

做法 将粳米洗净,加水适量,煮熟后加牛乳煮沸,最后用蜂蜜调匀。

功效 滋补润肠。适用于便秘或贫血症,伴见腹胀无力,面色不荣者。

小儿遗尿

小儿遗尿俗称"尿床",是指3岁以上的小儿睡中小便,醒后方觉的一种病证,反复发作,轻者数日1次,重者可一夜数次。临床上没有排尿困难或余尿,小便检查正常。本病与小儿的体质有一定的关系。中医认为小儿遗尿大多由于肾气不足,下元虚寒,膀胱虚冷,不能制约尿道所致。采用食疗的办法治疗本病古以多见,可以取得良好的效果。

韭子粥

原料 韭子5克,粳米60克,精盐适量。

做法

①将韭子研细末。

②粳米煮粥,粥沸后,加入韭子末及精盐,同煮为稀粥。

功效 补肾暖腰,固精缩尿。适用于小儿虚寒遗尿,伴见四肢不温。

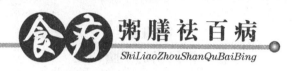

黄芪浮小麦粥

原料 黄芪3克,白术2克、浮小麦20克,桂枝4克,红枣6个,大米100克,红糖适量。

做法

①先将黄芪、白术、浮小麦、桂枝冲洗干净,共入锅中。

②加水适量,煮沸30分钟后,去渣留汁,再将红枣洗净去核,大米淘洗干净,共放药汁中。

③先用大火煮沸,改用小火煮至粥熟,加红糖煮化即可。早晚食用。

功效 此方补肾、固摄、止遗,补气助阳缩尿。适用于脾肺气虚的小儿遗尿等。

麻雀大米粥

原料 麻雀5只,白酒少许,葱白3根,大米20克。

做法

①麻雀去毛,除内脏,洗净后炒熟,放点白酒,用文火煮5分钟。

②再加大米和适量水同煮,待粥将熟时,加入葱白,再续熬至熟即成。

功效 补肾壮阳,止缩小便。

银耳莲子粥

原料 银耳(干品)10克,莲子15克,红枣5个,大米50克,冰糖适量。

做法

①先将银耳用温水泡发,除去蒂柄后撕成小块备用。

②再将莲子用温水泡1小时,与淘洗干净的红枣、大米共放沙锅中,加水适量,先用大火煮沸。

③改用小火将粥煮至五成熟时,加入银耳,继续煮至米烂粥熟,加冰糖调匀即可,早晚食用。

功效 此方补中益气、补血益精、补肾滋阴。适用于遗尿、夜多小便、下腹冷痛等症。

第四章
各种常见病的粥膳调理

白果腐竹粥

原料 白果10~15克（去壳），腐竹40~50克，粳米、白糖各适量。

做法

①白果浸泡30分钟，洗净，腐竹泡发，切段，粳米洗净。

②粳米、白果和腐竹段入锅加水同煮粥，粥熟后用白糖调味食用。

功效 养消胃痰，止咳定喘。适用于肺虚咳喘、肾虚遗尿、小便频数。

白术金樱子粥

原料 炒白术10克，金樱子10克，芡实15克，粳米30克。

做法

①锅炒白术、金樱子、芡实洗净，水煎取汁200毫升。

②将药汁和粳米一同煮粥，粥成后可按个人口味调味食用。

功效 固精遗尿，涩肠止泻。适用于肺脾气虚型遗尿，症见自汗、面色苍白、唇色淡白、食欲不振、肉质淡、苔白、脉弱。

红豆薏米粥

原料 红豆30克，生薏米30克。

做法

以上二味加适量水煮至薏米熟烂。

功效 清热利湿。

莲子粉粥

原料 莲子粉20克，粳米100克。

做法

①粳米与莲子粉同入锅内，加水适量。

②置武火上煮沸，再用文火熬至粥成。

功效 益气健脾。

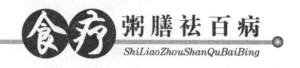

人参粥

原料 人参10克,粳米100克。

做法 将粳米加水用武火煮沸,改用文火,同时放入人参片,熬煮至粥成。

功效 补益脾肺。

羊肉牡蛎粥

原料 精羊肉、牡蛎肉、大米各30克,葱、姜、精盐各适量。

做法

①将精羊肉、牡蛎肉洗净,切丝备用。

②大米淘净,放入锅中,加清水适量,浸泡5~10分钟后,煮沸,再加羊肉、牡蛎肉煮粥,待熟时,调入葱、姜、精盐,煮至粥熟即成。

功效 温补肾阳,固摄下元。适用于下元虚寒所致的小儿遗尿。

小儿麻疹

麻疹是由麻疹病毒引起的一种呼吸道传染病,临床表现为发热,结膜炎,上呼吸道炎等,以颊黏膜出现麻疹黏膜斑,皮肤出现红色斑丘疹为特征,起病最初症状为发热,体温逐渐升高,同时出现全身及呼吸道症状。如全身不适、精神不振,食欲减退,伴咳嗽、流泪、流涕,两眼结膜充血、畏光,声音嘶哑等,起病第二天后患儿口腔黏膜充血粗糙,颊黏膜有白色小点,周围有红晕,初为针尖大小,逐渐增大或部分融合,称麻疹黏膜斑,有助于早期诊断,但出疹后2~3天即消失,经麻疹疫苗注射,患儿可不出现此黏膜斑。

第四章 各种常见病的粥膳调理

中医认为，本病多为时疫毒邪侵袭所为，当以清热解毒为治，可选用下列药粥治疗方。

荸荠萝卜粥

原料 鲜荸荠10个，鲜萝卜汁500克，粳米30克。白糖适量。

做法
①将鲜荸荠削皮，与鲜萝卜汁一同煮开。
②入粳米煮粥，粥熟加适量白糖即可。空腹温热服食。

功效 清热养阴，解毒消炎。适用于疹后伤阴咳嗽者。

香菇牛肉粥

原料 香菇100克，籼米100克，熟牛肉50克，葱、姜末各10克，猪油10克，精盐、胡椒适量。

做法
①将香菇洗净，沥水，切细丝，再切成小丁。
②籼米淘净，加水适量，下香菇丁、牛肉丁，共煮粥，再加入猪油、葱、姜、精盐、胡椒，稍煮即可。

功效 补脾益气，解毒，托痘疹。适用于麻疹见形期出疹不畅。

冬笋米粥

原料 冬笋50克，粳米50克。

做法
将冬笋洗净切片，与粳米同煮为稀粥。空腹服。每日服2次。

功效 宣散透疹。适用于小儿麻疹、疹出不畅。

甘蔗粥

原料 甘蔗榨汁100~150毫升，粳米100克。

做法
①先将粳米淘洗干净。
②上料加水煮粥食用。

功效 清热生津。养阴润燥。适用于小儿麻疹后期，口干作渴者。

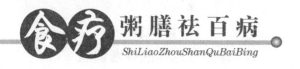

芦笋粥

原料 芦笋（芦笋的嫩苗）30克，粳米50克。

做法

先煎芦笋，去渣，后入粳米煮为稀粥。

功效 辛凉解表。适用于小儿疹出不畅，症见发热、烦躁、喘咳、呕吐等。

流行性腮腺炎

流行性腮腺炎，又称"痄腮"。它是由腮腺炎病毒引起的一种急性呼吸道传染病。好发于冬春季节，多见于儿童，主要症状为发热。一般一侧腮腺先发炎，接着另一侧也发炎；也可同时发炎，腮腺很快肿大、坚硬；有时淋巴腺也肿胀，吃东西困难，5~10天后渐消退；偶可并发脑炎、睾丸炎等。患者须隔离至腮肿消退后1周。保持清洁，防止继发感染，并给予各种对症治疗。

银翘粥

原料 鲜金银花30克，粳米20克，连翘10克，冰糖适量。

做法

①先煎金银花、连翘，取汁去渣。
②将粳米洗净后煮粥，待粥将熟时，入药汁共煮至熟。加入冰糖调味。分2~3次服完。

功效 疏风清热。适用于轻型腮腺炎。

绿豆菜心粥

原料 绿豆100克，白菜心3个。

做法

①先将绿豆、白菜心洗净。

第四章
各种常见病的粥膳调理

②把绿豆入锅,加水适量,煮烂成粥加入白菜心,再煮20分钟即可食用。

功效 清热解毒,消食下气,中和利便。适用于流行性腮腺炎。

牛蒡粥

原料 牛蒡子20克,粳米60克,白糖适量。

做法
①将牛蒡子打碎,水煎取汁100毫升,粳米煮粥。
②待粥将成时对入牛蒡子汁,调匀,加白糖调味。每日2次,温服。

功效 疏风散热,解毒消肿。

慈菇粥

原料 山慈菇10克,粳米50克。

做法
①将山慈姑洗净去皮,冷水浸泡10分钟后加热。
②水沸后改用文火煮10分钟,再与粳米同煮成粥。

功效 解毒散结,行血祛瘀。适用于疳腮温毒之期。

板蓝根粥

原料 板蓝根、大青叶各30克,粳米50克,冰糖适量。

做法
以上2味药用水煎煮30分钟后去渣,放入粳米煨成粥,加少许冰糖随时给患儿食用。

功效 腮腺炎初起时,平时服食具有预防作用。

黄花菜粥

原料 鲜黄花菜50克(干品20克),粳米50克,精盐适量。

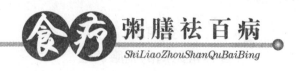

做法

将黄花菜加水适量煎煮，入粳米煮粥，加适量精盐。每日1次。

功效 清热，利尿消肿，养血平肝。适用于流行性腮腺炎等。

第十节　五官科常见疾病

青光眼

青光眼是具有病理性高眼压或视盘灌注不良致视神经损害和视功能障碍的眼病。高眼压、视盘萎缩及凹陷、视野缺损及视力下降是本病的主要特征。青光眼对眼部造成的任何组织损伤都是不可逆转的。

云苓决明粥

原料 云茯苓15克，桂枝9克，生石决明15克，夏枯草9克，粳米60克，红糖适量。

做法

①云茯苓、桂枝、生石决明、夏枯草加水5碗，煎成3碗。

②去渣后入粳米，加红糖，煮粥食。

功效 平肝理脾、化湿明目。适用于肝郁脾虚之青光眼。

生地陈皮粥

原料 生地15克，陈皮6克，青葙子9克，粳米60克。

做法

①生地、陈皮、青葙子和粳米分别洗净。

②将生地、陈皮、青葙子加水煎汁，取汁与粳米煮成粥食用。

功效 养阴清热，对阴虚肝热型青光眼有良效。

第四章 各种常见病的粥膳调理

二冬粥

原料 天冬15克,麦冬15克,粳米120克,冰糖适量。

做法
①粳米洗净,加天冬、麦冬所煎之水,煮成二冬粥。
②加冰糖适量,每日2次,每次1小碗。

功效 滋阴润肺,清心益胃。适用于闭角性青光眼伴口干唇燥,大便干结者。

金针红豆粥

原料 金针菜30克,红豆30克,蜂蜜3匙。

做法
①将金针菜与红豆两味加水煮成粥。
②待红豆烂后加入蜂蜜。当点心,每日服1次。

功效 利水除湿,降低眼内压。

二子明目粥

原料 决明子、车前子各15克,大米100克。

做法 前2味水煎取汁,去渣入大米,稍加水,常法煮粥,早晚服。

功效 清肝明目,润肠通便功能。适用于眼压高大便干者。

鲜梅花粥

原料 粳米120克,新鲜梅花10克。

做法 粳米洗净,加入新鲜梅花,煮成梅花粥。每日食2次,每次1小碗。

功效 舒肝理气,健脾开胃,解热毒。适用于开角性青光眼视物模糊伴胸闷腹胀者。

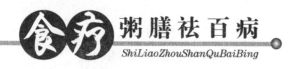

杞肾明目粥

原料 鲜枸杞子500克,羊肾2具,粳米250克。

做法
①将枸杞子洗净切碎,羊肾洗净去白筋切碎,粳米洗净。
②三物一同入锅中,加水用小火煨烂成粥食用。

功效 补肾填精,明目。适用于青光眼。

白内障

白内障是由于眼睛内晶状体发生混浊由透明变成不透明,阻碍光线进入眼内,从而影响了视力。初期混浊对视力影响不大,而后渐加重,明显影响视力甚至失明。

白内障有很多病因:有些是先天性白内障(多见于儿童),眼外伤也会导致白内障,某些内科疾病亦可致白内障,如糖尿病、肾炎等;还有并发性白内障,但是大多数的病例和老龄有关。50~60岁老年性白内障的发病率为60%~70%,70岁以上的达80%,80岁以上的老年人几乎达100%。

莲芯薏米粥

原料 莲子芯10克,薏苡仁30克,粳米100克。

做法 将上3味加水500毫升煮粥,早晚食用。

功效 滋阴清热,宽中利湿。适用于阴虚夹湿热型白内障。

杞叶羊肾粥

原料 枸杞叶250克,羊肾1副,羊肉60克,粳米90克。葱白、精盐适量。

做法
①将新鲜羊肾剖洗干净,去内

膜，切碎；羊肉洗净切碎。

②用枸杞叶煎汁去渣。同羊肾、羊肉、葱白、粳米一起煮粥，待粥成后加入精盐少许调匀，稍煮即可。

功效 补肾填精。适用于老年性白内障初期患者。

夜明砂粥

原料 夜明砂、菟丝子各10克，山药30克，粳米60克，红糖适量。

做法
①将夜明砂、山药、菟丝子用纱布包好，入锅，加水5碗，煎成3碗。
②取汁与粳米一同煮成粥，加入红糖调匀。

功效 主治老人目翳、白内障。

近视眼

近视眼是指能看清近处的东西，看不清远处的东西，是视力缺陷的一种表现。一般患者有眼胀、眼沉重感、视物模糊、头晕目眩等症状。近视眼的发病原因，目前普遍认为与遗传及环境有关，不良的用眼卫生习惯是一个主要因素。长期近视，过度调节，从而使眼轴拉长，形成轴性近视。另外，近视患者自幼多病，体质较差及营养失调，影响眼球与球壁巩膜的营养，从而使眼睛视力减退，导致近视眼。此病属于中医的"肝劳"范畴。中医认为近视的发生原因，主要由于肝肾不足，气血亏损为主。

黑米黑豆粥

原料 黑米、黑豆、羊肝各60克，色拉油、酱油、姜丝、精盐适量。

做法
①将黑米、黑豆分别淘洗干净，加水适量慢熬成粥。
②将羊肝洗净切碎，取炒锅，

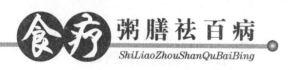

加入色拉油、酱油、姜丝、精盐等，同羊肝一起爆炒至熟，与黑豆粥同食即可。

功效 滋肝补肾，明目。适用于青少年近视眼患者。

豆仁粳米八宝粥

原料 红豆、扁豆、花生仁、薏苡仁、核桃肉、龙眼、莲子、红枣各30克，粳米500克，白糖适量。

做法 加水煮粥，拌糖温食。

功效 健脾补气，益气明目。宜近视、不耐久视、瘵差纳少、消化不良等症。

酸枣仁粥

原料 酸枣仁30克，粳米50克。

做法

①将酸枣仁捣碎，用纱布袋包扎，与粳米同入沙锅内，加水500毫升，煮至米烂汤稠停火。

②然后去掉纱布袋，加红糖适量，盖紧，焖5分钟即可服。每晚临睡前1小时，温热服食。

功效 补心益气，安神定志。适用于近视眼，属心阳不足型，视近清楚，视远模糊，全身无明显不适，或面色㿠白，心悸神疲。

乌鸡粥

原料 净乌鸡肉100克，粳米200克。葱、姜、精盐、胡椒粉、香油各适量。

做法 上二味调以葱、姜、精盐、胡椒粉、香油，煮粥食。

功效 滋补肝肾，益精养血。适用于近视眼，属肝肾两虚型，视近怯远，头晕目眩，夜寐多梦，腰膝酸软。

第四章 各种常见病的粥膳调理

羊肝粥

原料 公羊肝1具,粳米100克,葱花、精盐适量。

做法

①将羊肝洗净,去脂膜,切碎;粳米洗净。

②粳米同羊肝一起放入沙锅内熬粥,熬至米烂粥成,适加精盐、葱花搅匀即可。

功效 补肝明目。

杞菊瘦肉粥

原料 枸杞子、菊花各5克,猪瘦肉50克,大米100克,葱、姜、花椒、精盐、味精各适量。

做法

①将瘦肉洗净,切细,与枸杞子、大米同放锅中,加清水适量,煮为稀粥。

②待熟时调入菊花、葱花、姜末、花椒、精盐、味精,再煮一二沸即成。

功效 滋补肝肾,养阴明目。

耳鸣、耳聋

耳鸣、耳聋是常见的两种症状不同的耳部疾患。耳鸣,是自觉耳内有响声,或如蝉鸣,或如潮声,或如蚊叫;耳聋,是指听不真切或听觉丧失。

中医认为本病的发生多因外感邪毒或毒物,内损脏腑,致阴阳气血失调而成,其中与肝、脾、肾关系密切。耳鸣、耳聋一般分风热侵袭、肝火上炎、痰气壅结、脾胃气虚、肾精亏损、气滞血瘀六大证型。

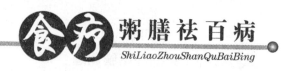

芡实粳米粥

原料 芡实20克,粳米50克,麦麸适量。

做法

①将芡实同麦麸炒至黄色后,同粳米置沙锅内。

②加水500毫升,用文火煎至微滚,保持粥汤稠而上见粥油为度。

功效 健脾益气。主治耳鸣,属肝胃虚弱型。

猪肝脊肉粥

原料 猪肝、猪脊肉、大米各100克。葱、姜、川椒、精盐、味精各适量。

做法

①猪肝、猪脊肉洗净,切细。

②与大米同放锅中,加清水适量,煮为稀粥,待熟时调入葱花、姜末、川椒、精盐、味精,再煮一二沸即成。

功效 益气养血,安神。适用于耳鸣、听力下降,甚则耳聋。

莲肉红枣扁豆粥

原料 莲子肉10克,红枣10枚,白扁豆15克,粳米100克。

做法

加水常法煮粥。每日早、晚温热服食。

功效 可益精气,健脾胃,聪耳目。

皮蛋淡菜粥

原料 大米50~100克,淡菜50克,皮蛋1个,精盐适量。

做法

煮粥,加入皮蛋(去壳切小块),用精盐调味食用。每天1次。

功效 除烦降火,补虚。适用于中老年人高血压、耳鸣、头晕等症。

第四章
各种常见病的粥膳调理

首乌红枣粥

原料 制何首乌50~100克,粳米100克,红枣3枚,冰糖适量。

做法

①制何首乌放于沙锅内,浓煎取汁,加入粳米、红枣3枚,一同煮粥。

②用冰糖调味食用,服食本品期间忌食葱蒜、萝卜、茶叶。大便溏稀者忌食。

功效 补肝肾,延年益寿,养血抗老作用。适用于肝肾虚损,头晕耳鸣,头发早白等症。

菊花粳米粥

原料 将菊花15克,粳米50克洗净。

做法

①将菊花和粳米分别淘洗干净,备用。

②加水共同煮粥食用。每天1次。

功效 疏肝解郁,泻火解毒。

羊肝粥

原料 鲜羊肝50克,粳米100克,葱末、姜末、精盐、胡椒粉各适量。

做法

①将羊肝洗净,切成薄片;粳米淘洗干净。

②起锅倒入清水,放入粳米大火烧沸,转小火煮至粥成。

③加入羊肝、姜末、葱末、精盐,待粥烧沸后,撒上胡椒粉即可。

功效 补肝、聪耳目。

黄精聪耳粥

原料 黄精15克,茯苓15克,葛根10克,糯米150克。

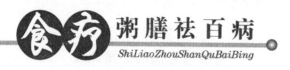

做法

①黄精、茯苓、葛根和糯米分别淘洗干净。

②将上四味加水浸泡30分钟，用文火煮成粥。

功效 健脾益气，升阳聪耳。

竹茹陈皮粥

原料 竹茹10克，陈皮10克，粳米50克。

做法

①陈皮切细丝备用；竹茹加水煎煮，去渣取汁。

②用其汁与粳米一起煮粥，待粥将成时，撒入陈皮丝，稍煮即可。

功效 清热化痰，和胃除烦。

莲子陈茯苓粥

原料 陈皮9克，陈茯苓15克，磺石18克，莲子30克，红糖适量。

做法

①将陈皮、陈茯苓、磺石、莲子分别洗净。

②前三味加水煎，去渣取汁，入莲子、红糖煮至烂熟。早晚分食。可连用数剂。

功效 清热泻火，化痰开郁。

瘦肉银耳粳米粥

原料 银耳、瘦猪肉各20克，粳米50克。

做法

①将银耳洗净，瘦猪肉洗净，切成丝状，同置锅中，加清水500毫升，加粳米，急火煮开3分钟。

②改文火煮30分钟，成粥，趁热食用。

功效 滋补肝肾，充耳。适用于老年耳聋，属肾精亏虚型。

第四章
各种常见病的粥膳调理

鼻 炎

鼻炎是鼻腔黏膜和黏膜下组织的炎症,分为急性、慢性、萎缩性和变应性鼻炎四种类型。

急性鼻炎多为病毒感染引起的鼻腔黏膜充血、水肿、渗出的急性发炎性疾病,俗称"伤风",中晚期可合并或继发细菌感染。慢性鼻炎是急性鼻炎反复发作或治疗不当所致,邻近病灶反复感染或一些刺激也可诱发。萎缩性鼻炎是一种鼻腔黏膜、骨膜和骨质发生萎缩且发展缓慢的疾病,分为原发和继发两种。变应性鼻炎又称过敏性鼻炎,是鼻腔黏膜的变应性疾病,并可引起多种并发症。临床上一般分为常年性和季节性两型,多见于年轻人。

丝瓜藤粥

原料 鲜丝瓜藤60克,大米100克,冰糖30克。

做法
①将丝瓜藤洗净,切成长段;大米淘洗干净;冰糖捣碎为末,备用。
②锅内加水适量,放入丝瓜藤煎15分钟,去渣,加入大米煮粥,快熟时加入冰糖末,再稍煮即成。

功效 丝瓜藤有抗炎抑菌的作用。适用于鼻炎、鼻窦炎等。

荷叶小麦粥

原料 新小麦50克,荷叶1张。

做法
小麦去皮淘净,加水,如常法煮粥,将熟时把荷叶覆上再煮至熟。

功效 温补脾肺,益气清鼻。适用于肺脾气虚之慢性鼻炎。

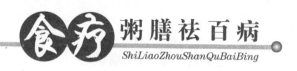

柴胡桃仁粥

原料 柴胡25克,桃仁、地龙各10克,粳米100克。

做法

①将柴胡、桃仁、地龙和粳米洗净,备用。

②将前3味水煎取汁,对入粳米粥内,再煮沸即成。

功效 祛风清热,活血化瘀。适用于气滞血瘀所致的慢性鼻炎。

苁蓉金英羊肉粥

原料 肉苁蓉15克,金英子15克,精羊肉100克,粳米100克,精盐少许,葱白2根,生姜3片。

做法

①先将肉苁蓉、金英子水煎去渣取汁,入羊肉、粳米同煮粥。

②待熟时,入精盐、生姜、葱白稍煮即可。

功效 补肾阳,益精血,补虚劳,祛寒冷,温补气血,益肾气。适用于鼻炎的预防。

菟丝细辛粥

原料 菟丝子15克,细辛5克,粳米100克,白糖适量。

做法

①将菟丝子洗净后捣碎和细辛水煎去渣取汁。

②入米煮粥,粥熟时加白糖即可。

功效 补肾益精,养肝明目,健脾固,祛风散寒,通窍止痛,温肺化饮。适用于过敏性鼻炎肾虚型:鼻流清涕,喷嚏频频,鼻痒不适,经常反复发作,早晚为甚;腰膝酸软,形寒肢冷,遗精早泄,夜尿多,舌质淡,苔白,脉濡弱。

桑菊杏仁粥

原料 桑叶9克,菊花18克,甜杏仁9克,粳米60克。

第四章 各种常见病的粥膳调理

做法 将前二味药煎水去渣,加甜杏仁、粳米煮粥食之。每日1剂,连服数剂。

功效 疏风散热,宣肺通窍。适用于风热型鼻炎,症见鼻塞、流脓涕、头胀、心烦、耳鸣。

当归桃仁粥

原料 桃仁10克,当归6克,粳米50克。

做法 桃仁去皮尖研碎,当归煎水取汁,与粳米一起如常法煮粥,一次食。

功效 活血化瘀,养胃利窍。适用于气滞血瘀之慢性鼻炎。

大蒜牛肉粥

原料 牛肉75克、生大蒜瓣、大米各50克,香菜5克,调料适量。

做法 ①牛肉切丝、挂浆,大蒜、香菜洗净切末,大米洗净,入锅加水适量,大火煮开后改小火煮烂。

②加入牛肉丝煮约3~5分钟,再放入大蒜、香菜末及调料即可。趁热食用。

功效 过敏性鼻炎,一遇到冷空气,就打喷嚏、流鼻涕、鼻塞。

苍耳子粥

原料 苍耳子10克,粳米50克,蜂蜜适量。

做法 ①苍耳子、粳米分别洗净。

②先煮苍耳子,去渣取汁。

③米入药汁中煮成粥,加蜂蜜调匀。早晚各服1次。

功效 润肺通鼻。

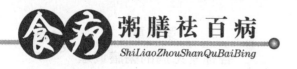

芥菜粥

原料 芥菜头适量,白米50克。

做法 将芥菜头洗净,切成小片,同米煮粥。晨起作早餐食。

功效 健脾开胃,通鼻利窍。

口腔溃疡

口腔溃疡有良性和恶性之分。简单的区分法就是:良性口腔溃疡一般数天至数周可以愈合,通常与不良饮食习惯有关,如偏食导致维生素 B_2 的缺乏,或食用过多辛辣、刺激性食物;而恶性口腔溃疡则呈进行性发展,数月甚至年余不愈合。恶性口腔溃疡可能发生癌变,千万不可忽视。

莲子绿豆粥

原料 大米半小碗,绿豆半小碗,莲子半碗,糖适量。

做法
①大米、绿豆均洗净沥干,莲子略洗。
②煲锅洗净,加入5小碗水烧滚。
③放入洗净的大米、绿豆、莲子煮滚,稍搅拌后改中小火熬煮30分钟。
④加糖调味即可。

功效 莲子与绿豆合用,可清热祛火,减轻口腔溃疡症状。

草莓西米粥

原料 西米100克,草莓80克,白糖适量。

做法
①西米加水泡发半小时,草莓洗净切块。
②将西米和水倒入锅中,煮至

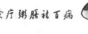

第四章
各种常见病的粥膳调理

西米熟软后加入草莓和白糖,再稍煮一会即成。

功效 草莓中含有一种叫天冬氨酸的物质,可以帮助人体排毒,将草莓与健胃消食的西米搭配煮粥,可预防便秘,有助于体内毒素的排除,从而预防口腔溃疡。

甘草粥

原料 炙甘草10克,糯米50克。

做法 将炙甘草加水煎沸10分钟,取汁加糯米煮粥。

功效 健脾和中。适用于脾胃虚寒型口疮。

石斛二冬粥

原料 石斛、麦冬、天冬各3钱、粳米2两。

做法
①将药材洗净。
②加水煮约20分钟,取汁煲粥便成,可加些少糖,温凉后随量食用。

功效 滋阴降火,清热生津。对阴虚火旺,虚火上炎,口舌糜烂生疮,连年不愈,经常复发,津枯便秘者很有帮助。

竹心粥

原料 新鲜竹叶卷心15克(干品8克),石膏30克,粳米100克,冰糖适量。

做法 前两味水煎取汁,入精米煮粥,粥成加冰糖调味服食。

功效 竹叶清心除烦,石膏清热泻火,粳米、冰糖益胃健脾。适宜口腔溃疡红肿、口臭干渴、心烦性燥者食用。

竹叶通草绿豆粥

原料 淡竹叶10克,通草5克,甘草1.5克,绿豆30克,粳米150克。

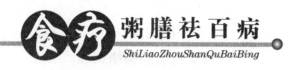

做法

①将淡竹叶、通草、甘草剁碎装入纱布袋。

②与绿豆、粳米一起加水放置30分钟,以文火煮制成粥。

功效 清热泻火,解毒敛疮。

绿豆粥

原料 绿豆100克,粳米150克,白糖15克。

做法

①绿豆、粳米用水淘洗干净,入锅中,加水适量。

②小火慢慢熬煮成粥,粥成时加入白糖,每日早晚作正餐服食。

功效 和脾胃,祛内热;适用于脾胃不和,食欲不振,消化力弱,经常性口感溃疡,反复不愈。

淮山黑枣小米粥

原料 淮山药200克,黑枣50克,小米120克。

做法

①将淮山药洗净切片,黑枣洗净,小米洗净浸泡半小时。

②将小米放入锅中,加适量水以大火煮沸,放入黑枣以小火慢慢熬煮。

③待粥将成时,加入淮山药煮至粥稠即可。

功效 这道淮山黑枣小米粥含有丰富的维生素B_1、B_{12}等营养元素,具有和中益肾、清热解毒,可有效防止消化不良及口腔溃疡的发生。

牙 痛

牙痛是口腔科牙齿疾病中最常见的症状之一。引起牙痛的原因有龋齿、急性牙髓炎、慢性牙髓炎、牙龈炎、牙周炎等。此外,某些神经系统疾病、某些慢性疾病,如高血压病患者牙髓充血、糖尿病患者牙髓血管发炎坏死等都可引起牙痛。中医根据牙痛的病因将牙痛分为风热牙

第四章
各种常见病的粥膳调理

痛（风火邪毒侵犯，伤及牙体及牙龈肉，邪聚不散，气血滞留，瘀阻脉络，从而导致牙痛）、胃火牙痛（胃火旺盛，又吃了辛辣的食物，或外感风热邪毒，从而引起胃火至牙床，伤及龈肉，损及脉络，从而导致牙痛）、虚火牙痛（肾阴亏损，虚火且有炎症，导致牙齿浮动而疼痛）。

咸蛋蚝豉粥

原料 咸鸭蛋2个，蚝豉（干牡蛎肉）100克，大米适量。

做法

①将咸鸭蛋捣散，大米淘洗干净。

②将大米、咸鸭蛋、蚝豉一同放入锅中，加入适量清水，煮成粥。连吃2～3天。

功效 鸭蛋滋阴清肺，治膈热、齿痛。民间常用咸鸭蛋蚝豉粥治疗虚火上升、牙痛咽痛、神经衰弱、失眠等疾病。

冰糖银耳冰粥

原料 银耳20克，枸杞子5克，大米100克，冰糖适量。

做法

①将银耳泡发后去除黄色的蒂，撕成小朵；淘净浸泡半小时；枸杞子泡发好，洗净备用。

②将大米、银耳加适量水煮至粥浓稠，加入枸杞子再煮5分钟，加入冰糖，稍凉后放入冰箱冰即可。

功效 补脾胃、益气清肠、安眠健胃、养阴清热、润燥之效，对阴虚火旺所引起的牙痛具有较好的疗效。

骨碎补粥

原料 骨碎补20克，粳米50克。

做法

①骨碎补、粳米分别洗净。

②骨碎补水煎，取汁加米煮粥调味。

功效 益肾健齿，固齿止痛。适用于肾虚牙痛。

皮蛋腐竹咸瘦肉粥

原料 皮蛋2个，水发腐竹60克，咸瘦猪肉100克，大米（或小米）适量。

做法 依常法煲粥，连吃2~3天。

功效 适于虚火龋齿疼痛者食用。

牛膝生地黑豆粥

原料 牛膝12克，生地黄、熟地黄各15克，黑豆60克，粳米100克。

做法
①将各物分别用水洗净，地黄切碎，加适量清水共煮成粥。
②去牛膝、地黄的药渣，用少许精盐调味随意食用。

功效 补虚扶正，适宜老年及孕妇牙痛患者食用。

黑豆天冬芝麻粥

原料 天冬50克，黑豆、黑芝麻各30克，粳米80克，冰糖适量。

做法
①天冬、黑豆、黑芝麻洗净沥干，粳米淘洗干净。
②天冬、黑豆、黑芝麻、粳米放入沙锅中，加适量水煮粥。
③待粥将熟时加入冰糖，再煮沸即可。

功效 具有杀菌消毒的功效，可杀除牙齿内的毒菌，帮助牙痛者减轻疼痛。

第四章 各种常见病的粥膳调理

白芷粥

原料 白芷30克，粳米80克。

做法
①将白芷洗净后研成极细末，粳米洗净浸泡半小时。
②再将粳米放入锅中慢慢熬煮，待粥熟后调入白芷末，再煮至粥稠即可趁热食用。

功效 散风、解表、止痛。适用于寒凝牙痛、恶风怕冷，牙痛牵连半侧头痛等患者食用。

生姜粥

原料 生姜10克，粳米50克。

做法
①先用粳米煮粥，粥熟后加入生姜片。
②再略煮片刻，空腹趁热食用。

功效 具有辛温散寒之功效。适用于寒凝牙痛。

慢性咽炎

慢性咽炎多发于成年人，常为上呼吸道感染的结果，或长期物理化刺激所造成。患者咽部异物感，咽痒、发胀或干燥感、堵塞感较显著并随吞咽动作而上下，有时有晨闻症候群，引起剧烈咳嗽，反射性恶心，伴有失眠，焦急不安，虚弱无力等。

冰糖雪梨粥

原料 雪梨150～200克，粳米100克，冰糖30克。

做法
①将雪梨洗净，去皮、核，切成小块。
②与冰糖一同放入将熟的粳米粥内，再煮至粥熟即成。

功效 清热润肺，化痰止咳。适用于肺热型慢性咽炎。

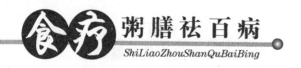

藕片绿豆粥

原料 鲜藕50克,绿豆30克,粳米30克,白糖适量。

做法

①先将绿豆煮沸,然后加粳米煮至半熟。

②再加鲜藕片煮成粥,加糖调味。

功效 适用于肺胃火炽的咽喉急性炎症及炎症后期火热伤阴。

罗汉绿豆粥

原料 罗汉果60克,绿豆30克,大米100克,冰糖50克。

做法

①将罗汉果洗净,切成小块;绿豆、大米淘洗干净;冰糖捣碎,备用。

②锅内加水适量,放入绿豆、大米煮粥。

③八成熟时加入罗汉果、冰糖末,再煮至粥熟即成。

功效 罗汉果有清热凉血、润肠通便、生津止渴、润肺化痰等功效,绿豆有祛热解暑、降压明目、利尿消肿等功效,均适用于咽喉肿痛、便秘等。

第五章 偏颇体质的粥膳调理

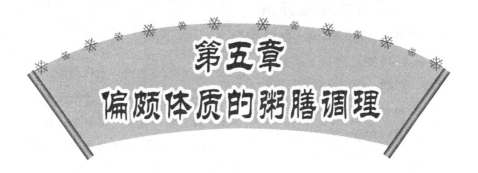

第五章
偏颇体质的粥膳调理

第一节 气虚体质

　　气质体虚主要是指人体的生理功能处于不良状态，体力和精力都明显感到缺乏，稍微活动一下或工作、运动就有疲劳及不适的感觉。现代医学将这种情况归于亚健康的范畴内，这些人身体的免疫能力和抵抗疾病的能力明显低于身体健康的人。气虚体质者往往少气懒言、语声低微、乏力疲倦、常出虚汗，动则更甚。若观之，可见其舌淡苔白，其脉虚弱微数。

补虚正气粥

原料 炙黄芪20克，党参10克，粳米100克，白糖适量。

做法

①将黄芪、党参切片，用清水浸泡40分钟，按水煮提取法，提取黄芪、党参浓缩液30毫升。

②粳米洗净煮粥，粥将成时加入黄芪、党参浓缩液，稍煮片刻即可。

③吃时用白糖调味。

功效 补正气，疗虚损，抗衰老。

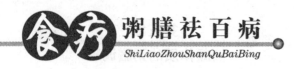

红枣花生墨鱼仔粥

原料 墨鱼仔200克,红枣20克,花生40克,精盐1茶匙(约5克),料酒、汤勺(约15毫升)。

做法

①墨鱼仔处理干净,焯水后捞出沥干。

②红枣洗净去核;花生用清水浸泡20分钟后沥干备用。

③在锅内加入适量清水,大火烧沸,加入墨鱼仔、红枣、花生和料酒,再次煮沸后转小火继续煮15分钟。

④煮熟后加精盐调味即成。

功效 红枣含有多种维生素和铁、磷,能补气血、健脾胃;花生以炖吃为最佳,其性质温和,口感潮润;两者同食,补气养血,可谓营养与美味兼得。

山药粥

原料 山药25克,粳米180克。

做法

将山药和粳米一起入锅加清水适量煮粥,煮熟即成。

功效 补中益气,益肺固精。

长生粥

原料 糯米100克,花生仁、红枣各50克,冰糖15克。

做法

①糯米淘洗干净,花生仁洗净,均浸泡3小时;红枣洗净,去核,泡涨。

②糯米、花生仁、红枣一同放入锅内,加适量清水,上火熬煮熟烂成粥,加入冰糖煮至化开即可。

功效 将花生连红衣一起与红枣配合使用,既可补虚,又能止血,最适宜于身体虚弱的出血患者。

第五章
偏颇体质的粥膳调理

人参粥

原料 粳米100克，人参3克，冰糖适量。

做法

①将粳米淘净；人参切片。

②将粳米、人参片一同放入沙锅内，加注适量水，置于大火上烧开，改小火上煎至熟。

③将冰糖放入锅中，加水适量，熬汁；再将汁徐徐加入熟粥中，搅拌均匀即可。

功效 可益元气，补五脏。适用于老年体弱、五脏虚衰、劳伤亏损、食欲不振、心慌气短、失眠健忘、性机能减退等一切气血津液不足的病证。

苁蓉羊肉粥

原料 肉苁蓉6~9克，羊肉60克，白米100克，葱白2根、姜3片、精盐适量。

做法

①将肉苁蓉洗净，放入锅中，加入适量的水，煎煮成汤汁，去渣备用。

②羊肉洗净余烫一下，去除血水，再洗净切丝，备用；白米淘洗干净，备用。

③在苁蓉汁中加入备好的羊肉、白米同煮，煮沸后再加入姜、精盐调味。

功效 这道粥品具有补肾助阳、健脾养胃、润肠通便的功效。适用于肾气虚衰所导致的阳痿、遗精、早泄、女子不孕、腰膝冷痛、尿频、夜间多尿等各种病证。

红枣豌豆肉丝粥

原料 红枣10克，猪肉30克，大米80克，豌豆适量，食用油、精盐、淀粉、味精各适量。

做法

①红枣、豌豆洗净，猪肉洗净切丝，用精盐、淀粉稍腌，入油锅滑熟，捞出。

②大米后入锅，放适量水，大火煮沸，改中火，下入红枣、豌豆煮至粥将成时。

③下入猪肉，文火将粥熬好，加精盐、味精调味即可。

功效 本粥具有补中益气、滋养肝血的作用。

人参鲢鱼粥

原料 大米100克，鲢鱼肉50克，人参片10克，枸杞子适量，精盐3克，味精2克，葱花、料酒各适量。

做法

①大米洗净，放入清水中浸泡，鲢鱼洗净切块，用料酒腌渍去腥，人参片洗净。

②锅置火上，放入大米，加适量清水煮至五成熟。

③放入鱼肉、枸杞子、人参片煮至米粒开花，加精盐、味精调匀，撒入葱花即可。

功效 此粥具有补血益气，健脾养胃，固脱生津和安神的功效。

椰子鸡肉糯米粥

原料 糯米、椰子肉各100克，鸡肉150克，淮山药10克，花生油、精盐、味精、酱油各适量。

做法

①将椰子肉洗净切片，鸡肉洗净切片，加入花生油、精盐、酱油腌渍，淮山药洗净。

②将糯米淘洗净，放入锅中，加入淮山药及适量清水，置于火上煮沸。

③再加入椰子肉片、鸡肉共煮成粥，放入精盐、味精调味，即可食用。

功效 此粥有补虚益气、增强智力和体质的作用。

第五章
偏颇体质的粥膳调理

龙眼莲子粥

原料 龙眼肉5个,莲子15克,糯米30克。

做法 将上述材料一同煮成粥后食用。

功效 补气益血。主治贫血、面色苍白、少气懒言、周身乏力、心悸失眠、头晕纳少、动则汗出、舌淡而嫩、脉象细数。

莲子粉粥

原料 莲子粉20克,粳米100克。

做法
①先将粳米洗净,备用。
②粳米与莲子粉同入锅内,加水适量,置武火上煮沸,再用文火熬至粥成。

功效 益气健脾。

党参核桃粥

原料 党参10克,核桃50克,粳米100克。

做法
①锅中加适量清水,放入党参,煎水取汁备用。
②核桃和粳米分别洗净备用。
③将核桃、粳米和党参汁倒入锅中,煮沸后改文火煮粥即可。

功效 补气益智,尤其适合气虚体质的老年朋友食用。

参枣粥

原料 粳米150克,西洋参15克,红枣5克。

做法
①将西洋参洗净,放入清水中浸泡10小时,取出控去水分,切成末备用。
②红枣洗净去核备用;准备一口沙锅,倒入适量清水和粳米、红枣、西洋参末,开文火熬煮1个小时即可食用。

功效 补养气血,有助于改善气虚朋友的体质。

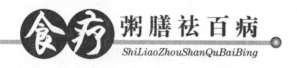

金沙玉米粥

原料 玉米粒100克,糯米50克,红糖50克。

做法
①糯米和玉米粒分别洗净,放入清水中浸泡2个小时,备用。
②锅中加适量清水,倒入泡好的玉米粒和糯米,开中火煮粥。
③将红糖放入锅中,继续煮5分钟即可。

功效 健脾养胃,补气血。

枣栗大麦粥

原料 红枣20克,板栗20克,大麦50克。

做法
①板栗剥壳留肉,红枣和大麦分别洗净备用。
②锅中加适量清水,放入所有食材,开中火煮30分钟即可。

功效 健脾消食、补益气血。

芡实糯米粥

原料 芡实50克,糯米100克,白糖适量。

做法
①芡实放入水中泡发,洗净备用;糯米洗净备用。
②锅中加适量清水,倒入芡实,武火煮沸后继续煮15分钟。
③将糯米放入锅中,煮沸后改文火熬煮成粥,加适量白糖调味即可。

功效 补气补脾。

花生香菇粥

原料 花生30克,香菇50克,粳米150克,葱5克,精盐适量。

第五章
偏颇体质的粥膳调理

做法

①将花生放入清水中浸泡 1 个小时,捞出控去水分备用。

②香菇洗净后切成片,葱洗净后切葱花。

③锅中加适量清水,倒入洗净的粳米,开武火煮沸后倒入花生和香菇片,改文火熬煮成粥。

④最后加适量精盐调味,撒上葱花即可出锅。

功效 滋养脾胃,改善气血不足、免疫力低下等症状。

山药莲子葡萄粥

原料 山药 500 克,葡萄干 30 克,莲子 25 克,白糖适量。

做法

①莲子洗净,放入水中浸泡 2 个小时备用;葡萄干洗净备用;山药去皮洗净,切成片备用。

②锅中加适量清水,放入山药片和莲子,武火煮沸后改文火煮至八成熟;将葡萄干放入锅中,继续煮沸,最后加适量白糖调味即可。

功效 补益气血。

第二节　阳虚体质

症状表现:平时怕冷,手脚容易冰冷,喜欢热饮热食;精神不振,睡眠偏多;舌头颜色偏淡,略显胖大;脉象沉迟微弱,有些人面色苍白,常有黑眼圈,唇色淡,头发容易脱落,容易出汗;大便多稀烂,少量多次,尿则清长。

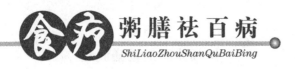

韭菜海米粥

原料 粳米100克，海米20克，韭菜50克，姜末10克，精盐5克，味精少许。

做法

①海米洗净，泡发；韭菜洗净，切小段；粳米淘洗干净。

②粳米放入锅中，加适量清水烧开，待煮至八成熟时，加入海米煮至米粒开花，加入韭菜段、姜末、精盐、味精再煮开即可。

功效 韭菜性温，味辛，具有补肾起阳的作用，故可用于治疗阳痿、遗精、早泄等病证。

鸡蛋猪腰粥

原料 鸡蛋1个，猪腰1只，糯米60克。

做法

①猪腰去筋膜切片，鸡蛋打碎加入调料拌匀。

②糯米煮粥，将成时加入鸡蛋、猪腰稍煮即可。

功效 补肾健脾。

麦姜羊肉粥

原料 羊肉500克，小麦60克，姜10克。

做法

①羊肉洗净切成小块，姜洗净切成片备用；小麦洗净备用。

②锅中加适量清水，倒入羊肉块、小麦和姜片，武火煮沸后改文火熬煮成粥即可。

功效 助元阳、益精血、补虚劳，最适宜于冬季滋补身体。

第五章 偏颇体质的粥膳调理

桂圆粥

原料 桂圆30克，红枣10克，粳米100克，白糖适量。

做法
①将桂圆、红枣、粳米洗净备用。
②锅中加适量清水，放入粳米、桂圆、红枣，开武火一起煮沸后改文火继续熬煮，粳米熟烂之后加入白糖调味即可食用。

功效 滋养阳气，还可以美容颜、排毒素。

荔枝粥

原料 荔枝50克，粳米100克。

做法
①粳米洗净，倒入清水中浸泡30分钟备用；荔枝剥壳备用。
②锅中加适量清水，倒入粳米，武火煮沸；将荔枝放入锅中，改文火熬煮成粥即可。

功效 养血安神、补阳益气。

黑豆鸡蛋粥

原料 鸡蛋2个，黑豆30克，粟米90克。

做法
①鸡蛋洗净后与黑大豆先煮。
②蛋熟去壳，再入粟米、清水适量同煮，至粥成即可。每日临睡前食用，以服后微汗出为佳，5~7日为1个疗程。

功效 温肾行水，健脾益气。

山药羊肉粥

原料 山药（研泥）100克，羊肉（煮熟取出研泥）100克，粳米250克，羊肉汤适量。

做法
①山药、羊肉、粳米分别洗净。

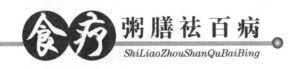

②将粳米加羊肉汤、清水适量，煮成粥。

③再放入羊肉泥、山药泥稍煮调味即可。

功效 温补脾肾，涩肠止泻。

干姜花椒粥

原料 干姜5片，花椒3克，粳米100克，红糖15克。

做法

花椒、姜片，用白净的纱布袋包，与粳米加清水煮沸，30分钟后取出药袋，再煮成粥。

功效 暖胃散寒，温中止痛。

羊肾萝卜粥

原料 大米100克，羊肾1个，白萝卜、胡萝卜各50克。葱末、姜末、豆豉、精盐、味精、胡椒粉各少许，绍酒2小匙，香油1大匙。

做法

①将羊肾去除筋膜，洗净，片开后去除腰臊，切成细丝；白萝卜、胡萝卜去除泥沙、洗净，切成细丝；大米淘洗干净，捞出沥干备用。

②坐锅点火，加入适量清水，先下入大米煮约5分钟，再加入羊肾丝、白萝卜丝、胡萝卜丝、绍酒、精盐、豆豉、葱末、姜末，转小火煮至粥将成，然后撒入味精、胡椒粉，淋入香油拌匀，即可出锅食用。

功效 补虚利肾，壮阳健体。

猪腰核桃粥

原料 核桃仁10个，猪腰1个，大米50克，葱末、姜末、辣椒末各适量，精盐少许。

做法

①将猪腰剖开去白色筋膜，洗净，切片；大米淘洗干净。

第五章
偏颇体质的粥膳调理

②将大米放入锅中，加入适量清水，煮粥。待沸后加入猪腰、核桃仁及葱末、姜末、辣椒末、精盐，煮至粥熟即可。

功效 猪腰即猪肾，是理想的补肾壮阳食品。核桃仁具有补肾、温肺、定喘、润肠等功效，常用于腰膝酸软、阳痿、遗精、虚寒怕冷等食疗。猪腰与核桃仁搭配煮粥，其补肾效果更佳，非常适合阳虚体质的人食用。

薏米鸡肉粥

原料 鸡肉150克，薏米30克，大米80克，鲜汤、料酒、精盐、胡椒粉各适量。

做法

①鸡肉洗净切小块，用料酒腌渍；大米、薏米淘净，泡好。

②锅中注入鲜汤，下入大米、薏米，大火烧沸，下入腌好的鸡肉，转中火熬煮。

③以中火将粥熬至稠时，加入精盐、胡椒粉调味即可。

功效 本粥具有祛寒壮阳、补中益气的作用。

鹿角粥

原料 鹿角粉5~10克，粳米100克，精盐适量。

做法

将粳米加水煮粥，至粥成后调入鹿角粉，加精盐少许，同煮片刻即可。

功效 补肾阳，益精血，强筋骨。

锁阳米粥

原料 锁阳适量，大米80克，白糖3克。

做法

①大米洗净，置于冷水中泡发半小时后捞出沥干；锁阳洗净，加

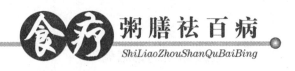

水煎煮，取汁备用。

②锅置火上，加入适量清水，倒入煮好的汁，放入大米，以大火煮至米粒开花。

③再转小火煮至粥成浓稠状，调入白糖拌匀即可。

功效 此粥可补肾阳，益精血，润肠通便。

第三节　阴虚体质

和实证体质接近，为阴血不足，形体消瘦，午后面色潮红，有热象。表现为经常口渴、喉咙干、容易失眠、头昏眼花、容易心烦气躁、脾气差、皮肤枯燥无光泽、形体消瘦、盗汗、手足易冒汗发热、小便黄、粪便硬、常便秘等。

冬菇木耳瘦肉粥

原料 大米50克，瘦猪肉50克，冬菇30克，木耳、银耳各15克，香菜少许，精盐适量。

做法

①将冬菇择洗干净，用清水浸泡至软；大米、木耳、银耳分别洗净，用清水泡软；猪肉洗净，剁成末，入沸水中汆烫一下；香菜洗净，切碎。

②将大米放入锅中，加入适量清水，用大火烧沸，再放入冬菇、木耳、银耳、猪肉末，加入精盐，用小火煮至米、肉熟烂，出锅后撒上香菜即可。

功效 这道冬菇木耳瘦肉粥所用的冬菇、木耳、银耳都有较好的滋阴功效，对于肺热阴虚及虚劳烦热等具有较好的食疗作用。

第五章 偏颇体质的粥膳调理

天冬粥

原料 天冬15克，粳米60克，冰糖适量。

做法
①先煎天冬取浓缩汁，去渣，入粳米煮粥。
②沸后加入冰糖适量，再煮溶化。

功效 滋阴润肺，生津止咳。

山药百合粥

原料 百合15克，山药100克，糯米100克，陈皮3克。

做法
①山药去皮洗净切成块备用；百合、陈皮、糯米分别洗净备用。
②沙锅中加适量清水，放入山药块、百合和陈皮，文火煮至熟烂。
③将糯米倒入沙锅中，继续文火熬煮成粥即可。

功效 滋养肾阴、健脾补肺、益胃固肾、聪耳明目、延年益寿。

百合山药兔肉粥

原料 兔肉250克，山药50克，百合30克，姜10克，葱5克，料酒、味精和精盐适量。

做法
①兔肉洗净切成块备用；山药去皮洗净后切成片备用；百合洗净，葱洗净切成葱花，姜洗净切片备用。
②沙锅中加适量清水，放入兔肉、山药、百合和姜片，加适量料酒调味，武火煮沸后改文火熬煮1个小时。
③将葱花放入锅中，加适量味精和精盐调味即可。

功效 滋阴润肺，清心安神，润肠补肾。

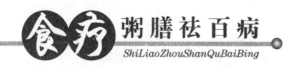

桃仁百合燕麦粥

原料 桃仁15克，百合30克，燕麦片50克。

做法

桃仁炒熟研粉，与百合、麦片共煮粥。

功效 养阴活血。

桑葚杞子米粥

原料 桑葚30克，枸杞子30克，粳米80克，白糖20克。

做法

①将桑葚、枸杞子、粳米分别洗净。

②取桑葚、枸杞子、粳米加水适量并放入白糖，文火煮成粥。

功效 滋阴补肾。

百合绿豆粥

原料 绿豆50克，百合50克，粳米50克。

做法

①绿豆洗净，放入清水中浸泡5个小时备用；百合洗净，粳米洗净备用。

②锅中加适量清水，放入绿豆，武火煮沸后改文火煮至半熟。

③将百合和粳米放入锅中，继续熬煮成粥即可。

功效 清热解毒，养阴，美容养颜。

侧柏地黄粥

原料 侧柏叶15克，生地黄50克，粳米100克，冰糖适量。

做法

①侧柏叶、生地水煎，去渣留汁，入粳米煮。

②粥将成时，加冰糖适量稍煮即成。每日1剂，分2次服食。

功效 滋阴清热，凉血止血。

第五章 偏颇体质的粥膳调理

地黄羊肉粥

原料 羊肉150克,大米100克,生地黄15克,精盐3克,葱花4克。

做法

①羊肉洗净切片,大米淘洗净,生地黄加适量水煎煮取汁备用。

②大米放入锅中,加适量清水,以大火煮开,下入羊肉,转中火熬煮。

③待粥将熟时,下入生地黄汁,再加精盐调味,撒入葱花即可。

功效 此粥具有滋阴、清热、凉血、止血的作用,对阴虚、血虚有很好的改善作用。

鲜奶藕粉粥

原料 藕粉6克,新鲜牛奶1杯,粳米100克,白糖1大匙,高汤4杯。

做法

①粳米洗净,放入清水中浸泡30分钟。

②捞出粳米控净水分,放入锅中,加入高汤煮沸,转小火煮约1小时至米粒软烂黏稠。

③把牛奶加入煮好的粥中,调入藕粉、白糖即可。

功效 藕粉有养胃滋阴、健脾益气、养血的功效,是一种很好的食补佳品。牛奶还含有丰富的蛋白质和钙,这款粥对脾胃虚弱、气血不足而引起的肌肤干燥、面色无华有不错的改善作用。

百合花生粥

原料 大米90克,花生仁30克,百合20克,白砂糖1汤勺(约15克)。

做法

①大米淘净,洗净后用清水浸泡30分钟。

②花生仁洗净沥干;百合用温水泡发备用。

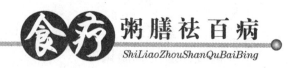

③将泡好的大米入锅,加入适量清水煮开,放入花生一起转小火煮20分钟;待粥黏稠后再加入百合熬煮10分钟。

④出锅前调入白砂糖,搅拌均匀即成。

功效 百合具有良好的营养滋补之功效;花生滋养补益,有助于延年益寿;两者搭配食用,补肺滋阴,健脾宁嗽;可用于慢性支气管炎、肺气肿、哮喘、肺心病、肺结核以及肺脓肿、百日咳恢复期的调养。

羊脊骨粥

原料 大羊脊骨1具,青小米100克,精盐适量。

做法

①先将羊脊骨砸碎,煮沸后捞出羊骨,取汁。

②将青小米洗净后,放入羊骨汁内煮粥。

③粥熟后加适量精盐即可。

功效 益阴补髓,润肺泽肤。适用于阴虚不足,虚劳瘦弱,肺痨咳嗽,皮肤、毛发枯稿症。

第四节 血虚体质

血虚体质可能由过度劳累或过度用脑引起。人体只有吸收尽可能多的食物精华,才可能血气旺盛,因此脾胃不好、消化不良的人容易血虚。生活中的不节制,如人流、纵欲等也是导致血虚的罪魁祸首。

血虚体质的表现有:头发枯黄,脱发掉发,少白头;皮肤干燥,过早产生皱纹;脸色苍白无光泽,嘴唇淡白,眼睑淡白少泽;身体偏瘦,月经量少、繁衍期甚至经闭,大便燥结,小便不利。

第五章
偏颇体质的粥膳调理

牛奶红枣豌豆粥

原料 大米100克,牛奶100毫升,红枣、豌豆各适量,红糖5克。

做法

①大米洗净,用清水浸泡,红枣、豌豆洗净,并将红枣去核。

②锅置火上,放入大米、豌豆、红枣,加适量水煮至粥成时。

③倒入牛奶煮至沸,放入红糖调匀后便可装碗。

功效 此粥具有补血养血、强健骨骼的作用。

补血话梅粥

原料 紫米60克,大米40克,银耳10克,话梅100克,冰糖20克。

做法

①银耳用水浸泡至发涨,洗净,剪除蒂头;话梅、冰糖和适量清水一起上锅蒸约30分钟,沥出冰糖话梅汁。

②紫米和大米淘洗干净,与适量清水一同放入锅中,浸泡20分钟后,加入银耳,用大火煮至水沸,再转用小火熬煮40分钟成粥状,淋入冰糖话梅汁即可。

功效 紫米富含蛋白质、糖类、B族维生素、钙、铁、钾、镁等营养元素,营养丰富,具有开胃益中、健脾暖肝、明目活血、滑涩补精之功效。

芪枣羊骨粥

原料 羊骨1000克,黄芪30克,红枣10枚,粳米100克,精盐、生姜、葱白各适量。

做法

①将羊骨打碎与黄芪、红枣入沙锅,加水煎汤。

②将粳米洗净,放入药汁中,加适量水慢慢煎煮。

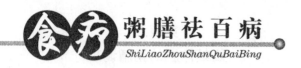

③待粥将成时，加入精盐、生姜、葱白调味，稍煮即可。

功效 此粥具有补肾强筋、健脾益气养血的功效。

黄芪龙眼粥

原料 黄芪、山药、龙眼肉各20克，粳米50克，糖适量。

做法

①先将山药切成小片，与黄芪、龙眼肉一起泡透。

②再加入所有材料，加水煮沸后，再用小火熬成粥。

功效 益气养血、健脾养胃、清心安神。

龙眼薏苡仁粥

原料 龙眼肉30克，薏苡仁30克，莲子30克，白米100克，冰糖适量。

做法

①把薏苡仁、白米洗净。

②将浸泡好的龙眼、莲子一起入锅煮粥。

③待熟后再加入冰糖，拌匀即可食用。

功效 补血、祛湿、解暑。

糯米阿胶粥

原料 阿胶30克，糯米60克。红糖少许。

做法

先用糯米煮粥，待粥将熟时，放入捣碎的阿胶及红糖，边煮边搅匀，稍煮二三沸即可。

功效 养血补虚，止血安胎。

第五章
偏颇体质的粥膳调理

红枣菊花粥

原料 大米100克，红枣20克，菊花10克，蜂蜜1汤勺（约15毫升）。

做法

①大米淘净，洗净后用清水浸泡30分钟。

②红枣洗净去核；菊花用温水洗净泡发备用。

③锅内倒入适量清水，将大米和红枣一起放入锅内，待清水煮沸后转小火煮15分钟，再加入菊花共同熬煮10分钟。

④出锅稍微晾凉后调入蜂蜜即可食用。

功效 补血，养血，清热解肌。

黑豆红枣粥

原料 黑豆50克，红枣30克，糯米200克，红糖50克。

做法

①先将糯米、黑豆浸泡过夜洗净，入锅煮沸后，用文火熬煮10分钟。

②将红枣洗净，去核，加入粥中继续煮熬，待米烂豆熟粥将稠时，加入红糖稍煮片刻即可。

功效 健脾益肾，活血利水，祛风解毒。适用于脾虚血亏、肾虚消渴、腰痛水肿等症。

山药红枣小米粥

原料 人参10克，山药50克，红枣10颗，猪瘦肉50克，小米60克，精盐适量。

做法

①将瘦猪肉洗净，切片；山药洗净，切块；红枣洗净，泡软，去核；小米淘洗干净。

②将人参放入锅内，加水煎煮，取出人参汁待用。

③将猪瘦肉、山药、红枣、小米放入沙锅内，加适量清水同煮，待粥将熟时，掺入人参水，加精盐

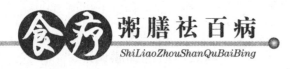

调味即可。

功效 此粥具有滋补气血、填精益髓之功效。适用于精气不足、气血虚亏等病证，是气血两虚之人的滋补佳品。

大黄双豆粥

原料 大米80克，黄豆、毛豆各60克，大黄粉10克，精盐4克，葱8克。

做法

①大米、黄豆均洗净泡发，毛豆取仁冲洗干净备用，葱洗净切花。

②锅置火上，倒入清水，放入大米、黄豆与毛豆仁，以大火煮至开花。

③再向锅中加入大黄粉同煮至浓稠状，调入精盐拌匀，撒上葱花即可。

功效 此粥具有益气养血、健脾宽中、逐瘀通经的功效。

第五节　湿热体质

症状表现：平时面部常有油光，容易生痤疮粉刺；舌头颜色偏红，舌苔黄腻，容易口苦口干；身体感沉重容易疲倦，有些人还会心烦意乱，做事无精神，眼球血丝多；大便干燥硬结，或者显得比较黏，小便短而颜色发深；有些男性的阴囊显得比较潮湿，女性则白带增多。

鸡丁苦瓜燕麦粥

原料 大米100克，燕麦30克，鸡肉150克，苦瓜100克，姜片少许，精盐1小匙，味精半小

第五章 偏颇体质的粥膳调理

匙，料酒1小匙，胡椒粉少许。

做法

①将大米、燕麦分别淘洗干净，用清水浸泡30分钟。

②鸡肉洗净切丁，入沸水锅中氽烫透；苦瓜洗净，去瓤切片，入沸水锅中氽烫透。

③锅中加入清水、大米、燕麦，上火烧沸，放入鸡丁、姜片及料酒、胡椒粉，搅拌均匀。转小火煮1小时，再放入苦瓜片煮10分钟，加入味精、精盐即可。

功效 补气温中，利水消食。

加味黄芪粥

原料 黄芪、薏米各30克，红豆50克，鸡内金末9克，金橘饼2个，糯米30克。

做法

①将黄芪洗净后放入锅中，加适量水，煮20分钟去渣。

②将薏米、红豆、糯米分别洗净，放入水中浸泡2小时。

③再将薏米、红豆、糯米一起放入药汁中煮30分钟。

④最后加入鸡内金末和金橘饼煮成粥即可。

功效 补气健脾，利水消肿。

银花绿豆粥

原料 金银花20克，绿豆50克，粳米100克，白糖适量。

做法

①将金银花、绿豆、粳米分别洗净。

②金银花加水煎取汁，加绿豆、粳米共煮成粥，白糖调味。

功效 清热解毒，除湿止带。

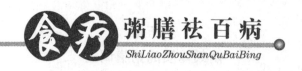

茯苓车前粥

原料 茯苓粉、车前子各30克，粳米60克，白糖适量。

做法

①车前子用纱布包好，水煎半小时，去渣取汁。

②加粳米煮粥，粥成时加茯苓粉、白糖适量稍煮即可。

功效 利水渗湿，清热解毒。

芹菜粥

原料 芹菜连根120克，粳米150克。

做法

①将芹菜洗净，切成长1厘米的段。

②粳米加水适量，用武火烧沸，入芹菜，改文火煮至粥成，调味即成。

功效 清热利湿。

薏米绿豆麦片粥

原料 薏米30克，麦片25克，绿豆25克。

做法

①先将薏米、绿豆文火煮烂，放入麦片再煮。

②不断搅拌，防止粘锅，粥成加糖调味。

功效 清热，健脾化湿。

蒲公英粥

原料 鲜蒲公英30克（连根较好），粳米50克。

做法

①蒲公英加水煎取浓汁，去渣留汁200毫升。

②加入粳米、水400毫升，煮成稀稠粥，用冰糖调味。每日2次，稍温服食，3～5日为1个疗程。

功效 清热解毒。

第五章 偏颇体质的粥膳调理

苡仁丝瓜粥

原料 苡仁150克,薄荷15克,豆豉50克,丝瓜100克。

做法

①将丝瓜去皮洗净后切成块,薄荷、豆豉择洗净,放入锅内,加水1500毫升,沸后用文火煎约10分钟,滤汁去渣。

②苡仁洗净后与丝瓜一同倒入锅内,注入药汁,置火上煮至苡仁酥烂。食时可酌加糖或精盐调味。

功效 清热利湿,解表祛风。

葱白胡椒粥

原料 大米100克,葱3根,黑胡椒粒1小匙。

做法

①葱洗净,取葱白部分切3厘米长的丝;大米淘洗干净,用清水浸泡1小时。

②锅内放入大米和适量水,用大火煮开后改小火煮,同时加入葱白和黑胡椒粒,煮至粥稠及香味飘出即可。

功效 温中散寒,下气,消炎。

佛手内金山药粥

原料 佛手15克,鸡内金12克,山药30克,粳米150克。

做法

①将佛手、鸡内金加水500毫升,先煎20分钟,去渣取汁。

②再加入粳米、山药共煮成粥,粥成调味即可。随意食之。

功效 健脾疏肝利胆。

佛手郁金粥

原料 佛手15克,郁金12克,粳米60克。

做法

①将佛手、郁金、粳米分别洗净。

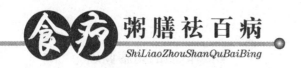

②全部放入锅内,加清水适量,武火煮沸后,文火煮成粥,调味即可。每日1剂,作早晚餐服食。

功效 疏肝解郁。

茉莉花粥

原料 茉莉花5克,粳米60克,白糖适量。

做法

①茉莉花洗净,粳米洗净备用。

②将茉莉花放入锅中,加适量清水煮沸,捞出茉莉花,倒入粳米,武火煮沸后改文火熬煮成粥,最后加适量白糖调味即可。

功效 茉莉花具有行气止痛、解郁散结的作用,可缓解胸腹胀痛。

柴胡陈皮粥

原料 柴胡10克,陈皮10克,姜10克,小米50克。

做法

①姜洗净切成片备用。

②柴胡、陈皮、姜片放入锅中,倒入适量清水,武火煮沸后改文火继续煮30分钟,然后将药汁倒出来。

③锅中加适量清水,继续武火煮沸后改文火煎煮30分钟,然后将煎好的药汁倒入盛出的药汁里备用。

④小米洗净,倒入锅中,加适量清水,武火煮沸后将药汁倒入,改文火继续煮1个小时即可。

功效 疏肝、理气、解郁。

槟榔陈皮粥

原料 槟榔20克,陈皮20克,粳米50克。

做法

①槟榔和陈皮放入锅中,倒入适量清水,武火煮沸后改文火熬煮至水干,熄火。

第五章 偏颇体质的粥膳调理

②将槟榔取出,切成丁,陈皮取出备用。

③粳米洗净,倒入锅中,加适量清水,武火煮沸后放入槟榔丁和陈皮,改文火熬煮成粥即可。

功效 疏肝理气、健脾和胃。

葛根荞麦香菜粥

原料 葛根15克,荞麦粉15克,香菜50克,粳米50克。

做法

①荞麦粉放入锅中,翻炒至香气四溢,盛出备用。

②香菜洗净切碎,粳米洗净备用。

③将葛根放入锅中,加适量清水,煎煮成汁后捞出葛根。

④将粳米倒入锅中,开文火熬煮成粥,香菜和荞麦粉放入锅中,煮沸即可。

功效 健脾补肝、养心益肺。

红豆大米祛湿粥

原料 赤茯苓15克,川萆薢、灯心草各10克,红豆30克,白扁豆、薏苡仁、芡实各20克,大米100克。

做法

①将赤茯苓、川萆薢、灯心草同放入沙锅中,加水400毫升,煎20分钟,弃渣取汁。

②大米淘净,与赤小豆、白扁豆、薏苡仁、芡实一同放入沙锅中,加入沙锅中,加入药汁及清水同煮为粥。

功效 清热利湿。适用于湿热内蕴者,症见脘腹痞闷,纳呆便溏,呕恶口苦,头身困重,尿短黄,舌红苔黄腻等。

小米芝麻桂圆粥

原料 桂圆5颗,黑芝麻50克,小米100克,白糖少许。

做法

①桂圆去核取肉,冲洗干净,切成小块。

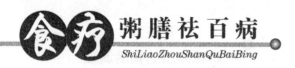

②小米淘洗干净；将黑芝麻炒香，备用。

③锅中加入清水，下入小米，煮至小米半熟时，再下入桂圆肉和炒香的芝麻，继续煮至米熟粥成时，依个人口味加入白糖调味即成。

功效 常食这道粥，有很好的健脾补气功效。该粥适合青少年经常食用，具有补肝肾，养心神，健脑髓的作用。

茄子粥

原料 大米150克，茄子200克，精盐少许。

做法

①将大米淘洗干净，放入清水中浸泡30分钟，捞出沥干；茄子洗净，去蒂及皮，切丁备用。

②坐锅点火，加入适量清水，先下入大米旺火煮沸，再加入茄子丁，转小火熬煮至粥将成，然后用精盐调味，即可出锅装碗。

功效 消肿利尿，活血清热。

荷叶茯苓粥

原料 茯苓15克，荷叶20克，粳米100克。

做法

①将茯苓研粉备用。

②荷叶洗净，加水煎煮10分钟，去渣取汁。

③洗净的粳米放入荷叶汁中煮沸，加入茯苓粉，煮至粥成即可。

功效 清热解暑，健脾利湿，减肥。

除湿米粥

原料 大米150克，红枣30克，白芷、升麻、防风、苍术、黄芪各9克，人参3克，生姜3克。

第五章 偏颇体质的粥膳调理

做法

①将白芷、升麻、防风、苍术、黄芪、人参、红枣、生姜分别整理干净，一起放入锅中，加入适量清水，置火上煎取液汁；大米淘洗干净，放入清水中浸泡1小时，捞出沥干备用。

②坐锅点火，加入适量清水，放入大米和煎煮好的汁液，旺火烧沸后转小火煮至粥成，即可出锅装碗。

功效 有益脾胃，除湿益气。

莱菔子粥

原料 莱菔子15克，粳米50克。

做法

①将莱菔子放入锅中炒至香熟，盛出研成细末备用；粳米洗净备用。

②锅中加适量清水，倒入粳米和莱菔子末，武火煮沸后改文火熬煮成粥即可。

功效 消食行气、化痰平喘。

胡萝卜粥

原料 胡萝卜250克，粳米100克。

做法

①粳米洗净，胡萝卜洗净切成丁备用。

②锅中加适量清水，倒入粳米和胡萝卜丁，武火煮沸后改文火熬煮成粥。

功效 健脾养胃，能够帮助痰湿体质的朋友改善脾胃功能。

竹笋粥

原料 鲜竹笋50克，粳米100克。

做法

①粳米洗净，倒入清水中浸泡30分钟备用；鲜竹笋剥去外皮，洗净后切成丁备用。

②锅中加适量清水，倒入粳米和笋丁，武火煮沸后改文火熬煮成粥即可。

功效 利湿减肥，帮助痰湿。

红豆莲子粥

原料 红豆 25 克，莲子 10 克，糯米 100 克。

做法

①红豆、莲子和糯米分别洗净。

②锅中加适量清水，放入所有食材，武火煮沸后改文火熬煮成粥。

功效 健脾开胃、消肿补肾。

第六节　痰湿体质

饮食甜腻伤害了脾脏，脾的运化功能减弱，长期滞留的水湿就成了痰湿。或者长时间生活在潮湿的环境中，外湿内侵，或者不喜欢运动，都会使人的体质偏向于痰湿。

痰湿体质的表现为：身体虚胖，容易出汗，汗液黏腻；脸色暗黄，眼睛微肿，油性皮肤，脱发常有痰，食欲减退、恶心，甚至反胃、呕吐；夜间尿频，尿量大颜色淡，女性会有白带过多。

海藻粥

原料 大米 100 克，海藻 30 克，精盐少许。

做法

①将海藻用清水冲洗干净，去除泥沙；大米淘洗干净，放入清水中浸泡 1 小时备用。

②坐锅点火，加入适量清水，先放入大米、海藻用旺火烧沸，再转小火煮约 35 分钟，然后加入精盐调匀，出锅装碗即可。

功效 消痰利水，护肤美白。

第五章
偏颇体质的粥膳调理

玉米瘦肉粥

原料 玉米碴子50克,猪瘦肉100克,鸡蛋1个,精盐、鸡粉、淀粉各1小匙,绍酒、味精各少许。

做法

①将玉米碴子淘洗干净,放入清水中浸泡6小时,捞出下入锅中,加入适量清水煮沸,再转用小火,盖2/3锅盖续煮1小时;猪肉洗净、切片,加入淀粉、绍酒、味精腌渍15分钟;鸡蛋磕入碗中搅散备用。

②锅再上火,将腌好的肉片下入粥内续煮5分钟,再淋入蛋液推散,然后撒入精盐、鸡粉煮匀,即可出锅食用。

功效 软化血管,预防肥胖。

马齿苋粥

原料 大米100克,马齿苋30克,姜末3克,精盐5克,味精少许。

做法

①大米淘洗干净;马齿苋洗净,焯水,捞出冲凉,剁碎。

②锅置火上,加适量水及大米煮15分钟,加入马齿苋、姜末、精盐再煮2分钟,加味精即可。

功效 马齿苋性寒,味甘酸,有清热解毒、凉血止血的作用。

莲藕绿豆粥

原料 莲藕、大米各100克,绿豆50克,白糖适量。

做法

①莲藕去皮,洗净,切成片,备用;绿豆、大米均淘洗干净,绿豆用水浸泡半小时,大米加水浸泡1小时。

②将绿豆、大米下入锅中,加入清水适量,以大火烧开,加入莲藕片,改用小火熬煮成粥。

③下白糖调匀即可。

功效 生吃莲藕有清润的功

效，尤其适合身体燥热或长有暗疮者食用。绿豆有清热解毒之功，绿豆汤的清暑益气、止渴利尿功效理想，特别适合火气大，尿少烦渴的实性体质者食用。

蔬菜糙米粥

原料 糙米100克，西蓝花50克，西红柿60克，蟹味菇30克，绿豆芽适量，精盐5克。

做法
①糙米洗净，用水浸泡约4小时；西蓝花洗净，掰成小朵；西红柿洗净，切块；蟹味菇洗净；绿豆芽择洗干净。
②糙米放入锅中，加适量水煮滚，换小火煮约40分钟。
③加入西蓝花继续煮约5分钟，放入剩余材料再煮3分钟，加精盐调味即可。

功效 糙米有提高人体免疫功能，促进血液循环，消除沮丧情绪，预防心血管疾病、肠癌等功效。尤适于肥胖、胃肠功能障碍、贫血、便秘等人食用。

芦荟土豆粥

原料 粳米50克，芦荟50克，土豆100克，枸杞子数粒，白糖少许。

做法
①将粳米淘洗干净，用清水浸泡30分钟。
②芦荟洗净，切成方块；土豆去皮，切成2厘米见方的块。
③将芦荟、粳米、土豆一同放入锅中。加入适量清水，用大火烧沸，再用小火煮约35分钟，加入枸杞子、白糖搅匀即可。

功效 中医认为芦荟味苦，性寒，具有清热、排毒、利尿、通便、杀虫等功效。同时，芦荟能排出体内积存的废物及多余的脂肪，达到减肥瘦身的效果。

第五章 偏颇体质的粥膳调理

第七节 气郁体质

症状表现：最多见的是性格内向不稳定，抑郁脆弱，敏感多疑，平时苦着脸；有些人胸部有胀痛感，常叹气、打嗝，或者咽喉总觉得不舒服，有东西梗着；有些女性经前乳房胀痛，月经不调，痛经；睡眠较差，食欲减退，健忘，痰多，大便多发干，小便正常；舌头颜色淡红，舌苔薄而白，脉象弦细。

猪肝瘦肉粥

原料 猪肝、瘦肉各50克，大米60克，葱6克，料酒1大匙，胡椒粉、精盐、淀粉各适量。

做法

①将大米淘洗干净，浸泡半小时，捞出入锅中加适量的水以小火煮成粥。

②将瘦肉及猪肝切成末，各加少许料酒、淀粉略腌。

③将瘦肉及猪肝铺在粥内，待粥再次煮滚时，以胡椒粉及精盐调味，撒上葱花即可。

功效 补肝养血，舒肝解郁。

橘皮粥

原料 橘皮（干）50克，粳米100克，白糖适量。

做法

①将干橘皮擦洗干净，研成细末。

②粳米淘洗干净，用冷水浸泡半小时，捞出，沥干水分。

③取锅放入冷水、粳米，先用大火煮沸，然后改用小火熬煮，至粥将成时，加入橘皮末和白糖。再略煮约10分钟即可。

功效 这道橘皮粥不仅芳香可口而且开胃，对胸腹胀满或咳嗽痰多的人，能够起到饮食治疗的作用，是气郁体质者的食疗佳品。

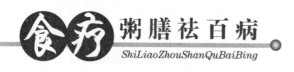

胡萝卜羊肝粥

原料 羊肝150克，胡萝卜、大米各100克，蒜蓉20克，料酒、葱花、姜汁、精盐各5克，味精少许。

做法

①将羊肝和胡萝卜洗净均切成0.5厘米见方的小丁；羊肝用料酒、姜汁腌10分钟，大米淘洗干净。

②锅置火上，倒油烧热，爆香蒜蓉，倒入羊肝丁炒至变色盛出。

③锅中放入适量水、大米煮开，转小火煮20分钟熬成粥后加入胡萝卜丁，焖10分钟后，再加入炒好的羊肝丁，下精盐、味精和葱花调味即可。

功效 羊肝味甘、苦，性凉，入肝经，有补血、补肝、明目的作用，对于血虚萎黄羸瘦、肝虚目暗昏花等症有很好的疗效。

香蕉糯米粥

原料 香蕉3根，糯米80克，冰糖适量。

做法

①香蕉去皮，切成丁。

②糯米淘洗干净，放入开水锅里煮开，加入香蕉丁、冰糖，熬成粥即可。

功效 香蕉具有安抚神经的效果，其还含有促进大脑分泌内啡肽的化学物质，可用来治疗抑郁和情绪不安。这道香蕉糯米粥具有清热润肠、和胃健脾的功效。适用于精神抑郁者。

芹菜粳米粥

原料 芹菜90克，海米30克，粳米100克，白糖2大匙。

做法

①将芹菜摘洗干净，切成2厘米长的节；海米泡发洗净，待用。

②将粳米淘洗干净，捞起控尽水分备用。

③把锅洗干净，置于灶上，将淘洗好的粳米放入锅内，加水适

第五章 偏颇体质的粥膳调理

量,把切好的芹菜海米放入锅内,大火煮沸后用小火熬煮至熟,调入白糖搅匀即成。

功效 芹菜中含有能充分缓解血管平滑肌紧张的芹菜镇静素,不但有调节血压的功效,还可镇静、助眠、抗抑郁,且没有成瘾性。

樱桃玫瑰粥

原料 大米80克,干玫瑰花、樱桃各适量,白糖3克,葱8克。

做法
①大米、干玫瑰花均洗净,樱桃洗净切丁,葱洗净切花。
②锅置火上,倒入清水,放入大米,以大火煮开。
③加入玫瑰花、樱桃煮至浓稠状,调入白糖拌匀,撒上葱花即可。

功效 疏肝解郁,和血调经。

第八节 血瘀体质

长时间地陷于某种坏情绪中,引起体内气血失调,脏腑功能失常,会形成血瘀体质。多静少动,平常不锻炼身体,饮食过于油腻,环境寒冷等因素都会导致血瘀体质的形成。

血瘀体质的表现为:面色晦暗,肤质粗糙,雀斑色斑多,嘴唇颜色偏暗,有黑眼圈;慢性关节痛、肩膀发酸、头痛;胃部感觉饱胀;牙龈出血,皮下毛细血管明显,下肢静脉曲张。

当归玉米粥

原料 当归10克,红枣20颗,玉米50克,粳米100克,红糖1大匙。

做法
①当归润透,红枣去核。
②粳米洗净,玉米剥粒,红糖

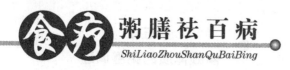

碾成碎屑。

③当归、红枣、玉米、粳米同放锅内，加适量水，大火烧沸，再用小火煮30分钟，加入红糖即成。

功效 当归具有补血活血、调经止痛、润肠通便等功效，对于血虚、血滞及气血不和引起的女性月经不调、痛经、闭经等症均有很好的疗效。

核桃仁粥

原料 核桃仁50克，大米60克。

做法

①将大米和核桃仁洗净。

②将洗净的大米和核桃仁同放锅内煮熟成粥状即可。

功效 核桃仁可活血化瘀、润肠通便、养血活血，适于血瘀体质的人食用。健康人食用能增强记忆力，长期食用，能祛病延年。

香附桃仁粥

原料 桃仁15克，香附30克，粳米50克，红糖30克。

做法

①香附水煎取液；桃仁捣烂加水浸泡，研汁去渣。

②与粳米、香附煎液、红糖同入沙锅，加水适量，用文火煮成稀薄粥。

功效 行气活血通经。

杏仁薏米粥

原料 甜杏仁、海藻、昆布各9克，薏米30克。

做法

先把前三味加水适量煎煮熟烂，再入薏米煮粥食。

功效 宣肺除湿，化瘀散结。

第五章
偏颇体质的粥膳调理

仙鹤草粥

原料 仙鹤草20克,三七粉10克,糯米250克。

做法

先将糯米加水适量煮成粥,然后放入仙鹤草及三七粉,再煮20分钟即可。

功效 养血补中,止血消炎。

墨鱼粥

原料 干墨鱼1条,粳米100克,香菇50克,冬笋少许、精盐、味精、胡椒粉各适量。

做法

①墨鱼去骨洗净,切成细丝。香菇和冬笋也分别切成细丝。

②在沙锅里放入清水、墨鱼、料酒,熬煮至鱼肉烂。

③然后加入粳米、香菇、冬笋熬粥,待粥成时,用精盐、味精、胡椒粉调味即可。

功效 养血和血。

红枣紫米粥

原料 紫米100克,糯米200克,苡仁、桂圆干各适量,红枣10枚,玫瑰糖、红糖各少许,白糖1大匙。

做法

①将红枣放入温水中浸泡,去核、洗净;桂圆干去除杂质、洗净,切成细末;紫米、糯米、苡仁均淘洗干净,捞出沥干备用。

②坐锅点火,加入适量清水,先下入紫米、糯米、苡仁,旺火烧沸后转小火煮至米粒开花,再放入红枣、桂圆干末、红糖煮匀;然后撒入玫瑰糖、白糖搅拌均匀,即可出锅食用。

功效 缓筋活脉,滋补肝肺。

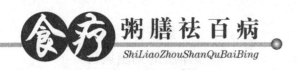

当归黄芪粳米粥

原料 粳米100克，黄芪15克，当归15克，白芍药15克，泽兰10克，红糖30克。

做法

①将黄芪、当归、白芍、泽兰一同放入锅中，加入适量清水，煎15分钟，去渣取汁。

②粳米淘洗干净，放入锅中，加入药汁和适量清水，煮粥。煮至粥熟烂时。加入适量红糖即可。

功效 黄芪、当归能补气养血，泽兰可活血祛瘀止痛，可用于经期作辅助食疗。

赤芍五加皮粥

原料 大米100克，五加皮、骨碎补、土鳖虫各10克，赤芍15克，精盐1/2小匙。

做法

①将骨碎补、五加皮、赤芍、土鳖虫洗净，放入锅中，加水煎煮取汁；大米淘洗干净，捞出沥干备用。

②坐锅点火，加入适量清水，先下入大米、药汁，用中火煮至粥将成，再加入精盐搅拌均匀，略煮片刻，即可出锅食用。

功效 活血去瘀，强健筋骨。

乌贼粥

原料 大米150克，乌贼干1只，葱段、姜片、精盐、味精、绍酒、色拉油各适量。

做法

①将乌贼干放入温水中泡发，捞出洗净，切成丁；大米淘洗干净，捞出沥干；葱段、姜片放入热油中煸香备用。

②坐锅点火，加入适量清水，先下入葱段、姜片、乌贼肉、绍酒煮至熟烂，再放入大米煮至粥将成，然后加入精盐、味精调好口味即成。

功效 养血滋阴，通经活血。